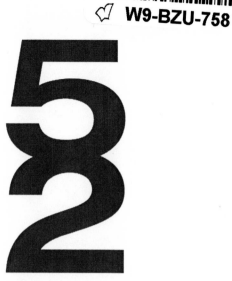

52

MANERAS
DE PERDER
PESO

CARL DREIZLER Y MARY E. EHEMANN

GRUPO NELSON
Una división de Thomas Nelson Publishers
Desde 1798

NASHVILLE   DALLAS   MÉXICO DF.   RÍO DE JANEIRO

© 2011 por Grupo Nelson®
© 2004 por Editorial Caribe, Inc.
Publicado en Nashville, Tennessee, Estados Unidos de América. Grupo Nelson, Inc. es una subsidiaria que pertenece completamente a Thomas Nelson, Inc.
Grupo Nelson es una marca registrada de Thomas Nelson, Inc. www.gruponelson. com

Título en inglés: *52 Ways to Lose Weight*
© 1992 por Carl Dreizler y Mary E. Ehemann
Publicado por Thomas Nelson, Inc.

Traducción: *Manuela González*

ISBN: 978-1-60255-636-2

Contenido

Introducción

Si usted está leyendo este libro para rebajar entre 20 y 120 libras, probablemente encontrará que muchas de las cincuenta y dos formas de perder peso, son sólo pequeños pasos que lo podrán guiar a un mayor éxito, en su búsqueda por ser esbelto y saludable.

En las siguientes páginas no presentamos una dieta de moda tras otra, que pudieran ser efectivas por un corto plazo de tiempo. Con frecuencia las dietas novedosas que son utilizadas para perder cierta cantidad de peso, tienen un gran inconveniente. Tan pronto la dieta se termina, las libras perdidas, se recuperan. Nosotros en lugar de eso, esperamos que usted podrá usar las ideas para cambiar completamente la forma en que se alimenta y su manera de pensar, por el resto de su vida.

En muchos casos, el problema del exceso de peso, no es estrictamente físico. Muchos de los problemas se centran en la necesidad de crear nuevos patrones de conducta y una autoimagen saludable. Por lo tanto, los capítulos de este libro se centran en tres perspectivas principales: física, emocional y espiritual.

● **Física.** Se proveen sugerencias prácticas a fin de sustituir los alimentos ricos en calorías, por otros con bajo contenido calórico. La grasa, el colesterol y otros componentes que contribuyen al aumento de peso serán considerados. Se incluyen muchas recetas verdaderas. Capítulos instructivos le enseñarán a consumir menos alimentos que contengan sodio y a contar más cuidadosamente las calorías diarias que consume. Varias ideas diferentes se presentan a fin de ayudarle a comenzar a hacer ejercicios de forma regular, como una parte esencial de la estrategia para bajar de peso.

● **Emocional.** Muchos capítulos prácticos le ayudarán a valorar su patrón actual de alimentación, animándolo a realizar un plan diario para la ingestión de alimentos, ayudándolo también a enfrentarse cara a cara con algunas de las cuestiones que tal vez están ocasionando su exceso de peso. Si usted ha ido de una dieta a otra, sólo para sentirse frustrado al ver que la reducción de peso es sólo mínima o temporal, tal vez nunca se haya puesto a pensar en qué cosas en su vida, o qué parte de ella pudieran ser las que estuvieran ocasionando que usted considerara a los alimentos como amigos fieles y no como una forma de mantenimiento nutricional. Los principios contenidos aquí lo llevarán a un nuevo conocimiento y aprecio por usted mismo.

- **Espiritual.** Los seres humanos pueden hacer muy poco solos. Necesitamos el estímulo y el apoyo de los amigos. Pero aún más cuando las paredes de nuestra propia imagen se han derrumbado, nos resulta imposible reconstruirlas sin la ayuda de alguien que nos ame, justamente así como somos! Para nosotros, ese alguien es Jesucristo. Algunos de los siguientes capítulos tratan sobre esta clase de estímulo durante su programa de reducción de peso.

Nosotros sinceramente creemos que el comer los alimentos adecuados solamente, no ayuda a la mayoría de las personas que exceden a su peso normal. Es extraño que este cambio ocurra si la persona no se propone convertirse en un ser saludable. El verdadero cambio sólo tiene lugar si se produce una renovación física, emocional y espiritual. Puesto que este no es un libro médico, nosotros le recomendamos a todos aquellos interesados en rebajar una gran cantidad de peso que deben consultar a un médico. Nuestra esperanza es que su vida pueda cambiar, si sólo adelgaza unas pocas libras con alegría, felicidades!

1 UNO, DOS, TRES, PROBANDO

Si usted está tratando de perder esas pocas pulgadas que se han deslizado misteriosamente fuera de su cuerpo, casi ocultando los pies de su vista, o si está batallando con un problema mayor de peso, resulta importante que haga un autoanálisis para poder determinar cuán serios pudieran ser sus problemas de alimentación.

El Principio Quizás necesite comenzar a comer alimentos más sanos y cambiar algunos malos hábitos que ha creado al pasar el tiempo. O tal vez necesite enfrentarse a su forma de comer compulsiva. Este no es un libro de medicina diseñado para proporcionarle una prescripción médica. Debería ver a su médico para los problemas específicos de su salud y peso.

Para poder ayudarle a evaluar sus hábitos alimenticios, realice el siguiente examen.

La Acción Para determinar si usted es una persona de comer compulsivo, conteste sí o no a las siguientes preguntas:

Sí No

1. ¿Come cuando no tiene hambre? □□

2. ¿Come desaforadamente sin ningún motivo? □□

3. ¿Se siente culpable o con remordimientos después de comer? □□

4. ¿Se toma mucho tiempo en pensar en la comida? □□

5. ¿Mira anticipadamente y con placer los momentos en que come solo? □□

6. ¿Planea en secreto comilonas por adelantado? □□

7. ¿Come con moderación cuando está acompañado, pero no cuando está solo? □□

8. ¿Está su peso afectando su modo de vivir? □□

9. ¿Ha tratado de hacer dieta por una semana (o más) sólo para fracasar en su propósito? □□

10. ¿Le molesta cuando le aconsejan que «ponga un poquito de su parte» para no comer tanto? □□

11. A pesar de la evidencia de lo contrario, ¿continúa alardeando de poder hacer dieta por sí solo cuando quiera? □□

12. ¿Añora comer a horas específicas fuera del horario de comidas? □□

13. ¿Come para escapar de las preocupaciones o los problemas? □□

14. ¿Alguna vez lo ha tratado su médico por problemas de sobrepeso? □□

15. ¿Acaso le hace infeliz su obsesión por la comida? □□

Si contestó afirmativamente a tres o más de las preguntas, usted se puede beneficiar con este libro y con la educación que podrá obtener acerca de lo que representa el comer en demasía.

● Las personas que comen compulsivamente y en exceso, sufren de una enfermedad escondida que es crónica y progresiva.
● El comer demasiado afecta la autoestimación de sus víctimas. Destroza a la persona por dentro, mientras que quizás los demás no se den cuenta de lo que está sucediendo.
● Los niños que crecen en familias donde uno o ambos padres son alcohólicos, son especialmente susceptibles a desarrollar un comportamiento de comer compulsivamente y más de lo debido.
● La obesidad por lo general ha sido considerada como un problema de autocontrol en vez de una enfermedad.

Un globo de aire caliente debe descargar sus bolsas de arena antes de poder llegar a nuevas alturas. Su autoestimación puede alcanzar nuevos niveles si se propone descargar su legado del pasado y seguir adelante hacia la recuperación y la pérdida de peso.

2 CUENTE LAS CALORÍAS

Desgraciadamente no podemos ver el número de calorías en ciertas comidas solamente al mirarlas. Pero sin embargo, ¡el resultado de comer alimentos con muchas calorías se hace evidente muy rápidamente en su cuerpo!

El Principio Muchas personas no se dan cuenta que están consumiendo alimentos que contienen un número excesivo de calorías. Esto es, que no se dan cuenta hasta que los resultados aparecen alrededor de sus caderas, muslos y cintura. A pesar de que las calorías no se pueden ver, sin embargo son muy reales.

Los alimentos proveen la energía a nuestros cuerpos. Y las calorías miden cuanta energía proporciona cada tipo de alimento. Las comidas altas en calorías suministran mucha energía, mientras que las bajas en calorías suplen muy poca. Nuestros cuerpos necesitan y utilizan energía, bien sea que estemos sentados, parados, o durmiendo, pero la necesitamos especialmente cuando estamos realizando actividades físicas.

La Acción Muchas de las calorías que ingerimos son quemadas al correr, nadar, o jugar al tenis. Las calorías que no son usadas al hacer ejercicios u otra actividad física, son convertidas por nuestro cuerpo en grasa. Si su dieta provee más calorías de las que su cuerpo utiliza, usted almacenará las calorías que adquiera en exceso de esta manera.

● Como promedio, una libra de grasa es igual a 3,500 calorías. De manera que si añade 3,500 calorías a la cantidad que su cuerpo necesita, de acuerdo a los requerimientos normales de consumo de energía, estará aumentando una libra a su peso. De la misma forma, si usted resta 3,500 calorías a los requerimientos energéticos de su cuerpo, estará rebajando una libra a su peso.

● La salsa de manzana tiene alrededor de 115 calorías por ración por el azúcar que contiene. La misma salsa de manzana sin endulzar, sólo contiene 50 calorías por ración. La diferencia no parece que sea mucha, pero el ahorro de 65 calorías diarias durante un año, puede significar el ahorro de por lo menos 24,000 calorías. Esto se traduce en siete libras menos que estarían, molestándole alrededor de la cintura y otros lugares.

● La mitad de un aguacate contiene 425 calorías y este artículo todavía es considerado como un alimento saludable. El añadirle algunos alimentos como el aguacate a su ensalada, baja en contenido calórico, puede hacer que se frustren sus propósitos.

Chequeamos el indicador de la gasolina y nuestra libreta de cheques regularmente. Así también, tenemos que documentarnos, seguir la pista y balancear la cantidad y los tipos de alimentos que comemos.

3 ESTOY SEGURO

Uno de los cuentos infantiles mas claros que podemos aplicar a nuestra vida adulta es el de «El trencito que podía». Cambie sus pensamientos negativos a «Claro que puedo, claro que puedo, claro que puedo».

El Principio Una de las razones por la que las personas no pierden peso es porque ponen excusas. «¿Por qué tengo que ponerme a dieta? Nunca he rebajado peso con una antes». «Me imagino que estoy excedido en mi peso en estos momentos». «¿Qué importa un pedazo mas de torta? Yo haría ejercicios, pero sólo me hacen sentir cansado y adolorido».

La parte más importante de su trayecto para perder peso, deberá incluir un nuevo modo de pensar. Cambie su forma de hablar de negativo y autodestructor a positivo, de aliento y automotivación.

La Acción Cada vez que se dé cuenta que se encuentra en un ciclo negativo, trate de encontrar una forma de hacerlo positivo. Luego despliegue su pensamiento positivo en un lugar donde lo pueda ver con facilidad. He aquí algunos ejemplos:

Pensamiento negativo	Pensamiento positivo
No puedo mantener una dieta. No tengo fuerza de voluntad.	**No me voy a poner a «dieta». Estoy aprendiendo nuevas formas de alimentarme para poder verme mejor, sentirme mejor y ser más feliz.**
No quiero hacer ejercicios porque lo odio y es una pérdida de tiempo.	**Escojo ejercitarme porque deseo tener más energía. Mientras más ejercicios hago, más me gusta hacerlos.**
He fracasado; me rindo.	**Los errores crean oportunidades para crecer y aprender. Voy a comenzar de nuevo a partir de donde terminé ayer.**
Nunca perderé el peso que quiero. No tengo remedio.	**Esta vez me voy a poner metas alcanzables y viviré un día a la vez.**

Escriba algunas de las cosas negativas que se dicen y luego sus respuestas positivas. Practíquelas todos los días.

4 UNA MESA, POR FAVOR

Frase famosa: «Ya que esta noche saldremos para tener una comida especial, me olvidaré de mi dieta, pero sólo por esta vez».

El Principio Si usted es una de esas personas que participa de la vida moderna activamente, lo más probable es que salga a menudo a comer fuera de su casa. Quizás su empleo requiera que salga a comer con algunos clientes, o tal vez viaje tanto que hace casi todas sus comidas en algún restaurante. Cuando nos alejamos de la disciplina de nuestros hogares, tenemos la tendencia de alejarnos del régimen de alimentación que habíamos establecido. El comer en restaurantes es un desafío especial para aquellos que están tratando de bajar de peso. Pero si se planifica cuidadosamente, usted puede comer afuera con regularidad y reducir su peso.

La Acción Cada vez que entre en un restaurante para comer, propóngase consumir sólo alimentos buenos para la salud. Se puede divertir mucho y disfrutar de una comida deliciosa. Aquí le damos algunos consejos para cuando salga a comer afuera.

- Seleccione el restaurante sabiamente. Muchos tienen platos sanos para escoger.

- Échele un vistazo al menú rápidamente, para eliminar la tentación. Mire especialmente a la sección de la carta que muestra los platos sanos y bajos en calorías.

- Sea el primero en pedir su comida, para que no sea influenciado por lo que escogen los demás.

- Pídale al mozo que le preparen la comida con la menor cantidad de sal posible.

- Converse con sus amigos durante la comida. Así no pensará tanto en los alimentos. Evite las conversaciones emocionales.

- Trate de no pedir alcohol. Ordene agua mineral con una rodaja de limón.

5 TRES COMIDAS AL DÍA

¿Sabía usted que unas 300 calorías añadidas diariamente por la merienda, aumentarán su consumo energético en unas 110,000 calorías al año? Eso es una enorme cantidad de peso extra por una pequeña e inofensiva merienda.

El Principio Inclusive, si usted realiza tres comidas balanceadas y saludables al día, su merienda entre las comidas podrá añadir pulgadas a su cuerpo.

Un programa nutricional que se transmitió en la televisión, decía que los norteamericanos están sufriendo de graves problemas de salud, producidos por la ingestión de meriendas ricas en carbohidrato entre las comidas. Así mismo muchas meriendas tienen un alto contenido de sodio, lo que produce que se retenga más agua de la que deseamos.

La Acción Quizás tenga que hacer muy pocos cambios en su dieta actual, si se propone no comer más meriendas u otros alimentos entre las comidas principales. Si se decide a no comer más chucherías, lo más probable es que aprenda a disfrutar plenamente de las comidas y que su cuerpo tenga que trabajar menos, para poder digerir alimentos con carbohidrato complejos.

Después de haber hecho el ajuste necesario para eliminar las chucherías de su dieta, comience a concentrarse en hacer comidas más sanas y con menos calorías en el desayuno, almuerzo y comida. Esto le ayudará a perder aún más pulgadas y libras de peso. Esta forma gradual, de primero eliminar las chucherías y luego mejorar la dieta, puede constituir una modificación más efectiva que comenzar simplemente a hacer una dieta que de repente cambie todos sus patrones de nutrición. A pesar de que esto funciona bien en la teoría, hay muy pocas personas que son capaces de mantener un régimen que introduzca muchos cambios a la vez.

6 SUSTITUYA CON VEGETALES

Si usted fuera como la mayoría de los muchachos, hubiera encontrado las formas de huir de los vegetales, hacia su plato de comida favorita. Por supuesto que pudo haber usado la trampa de esconderlos dentro de la servilleta, o de ocultarlos dentro de la última pulgada de leche dejada en su vaso.

El Principio Usted puede reducir grandemente el contenido calórico de la mayoría de las recetas que utiliza, sustituyendo los ingredientes que tienen muchas calorías por vegetales. Muchas personas sienten aversión por el sabor de los vegetales, especialmente aquellos que están cargados de vitaminas. Vegetales como el brécol, las espinacas, habichuelas y zanahorias sólo pueden dominar al paladar sensible si se les sirve solos.

La Acción Añadirle vegetales a la cazuela para hacer las cremas, sopas y aliños puede hacerles cambiar un tanto el sabor, sin embargo, le proporciona un gusto mejor a los alimentos que está preparando. Le ofrecemos algunas sugerencias para dejar deslizar algunos vegetales en sus recetas.

● Ralle o corte tajadas de zanahoria y añádalas a su cazuela de espagueti en sustitución de la carne. Las tajadas de zanahoria cocinadas tienen la misma textura que el picadillo de carne. Añada champiñón, calabacín y cebollas, para lograr una salsa de vegetales magnífica con muy poca grasa.

● Para la lasaña utilice brécol, espinacas o habichuelas mezclados con requesón bajo de grasa, tallarines y salsa de tomate en sustitución de la carne.

● Mezcle vegetales cortados como brécol, habichuelas, espinacas, zanahorias o calabacín con yogurt desgrasado y sin sabor, para crear una deliciosa salsa para mojar alimentos y ensaladas, rica en vitaminas y sin grasa.

● A los macarrones con queso añádales brécol, zanahorias y coliflor. Asegúrese de usar queso bajo en grasa y leche desgrasada en lugar de crema en sus recetas. Tal vez le gustaría probar a usar pasta fresca de espinacas.

● Si desea alguna carne en su dieta, en lugar de prepararla de la forma acostumbrada, hágala con vegetales. Mezcle zanahoria cocinada y cortada en rebanadas y una mazorca de maíz entera con la carne con menos grasa que usted pueda encontrar en el mercado. Entonces adiciónele especias frescas y algunas en hierba (como cebollinos, ajos puerros, etc.).

Le recomendamos que busque formas creativas para sustituir algunos productos en sus recetas favoritas, de la forma que lo hemos hecho en los ejemplos anteriores. Es muy importante que cuando escoja sus vegetales, los combine de manera que estén juntos aquellos que requieren aproximadamente el mismo tiempo para cocinarse. Por ejemplo, si desea mezclar zanahoria y brécol, asegúrese de que la zanahoria ha sido cocinada previamente, ya que ella requiere más tiempo de cocción que el brécol.

7 REFRESQUE LA MEMORIA

*Esta era una mujer gruesa que tenía
un saldo negativo,
la cual se comía cuanto bocado de
comida hallaba.
Ella quiso hacer algunos cambios;
entonces, ahora se hizo el propósito
de correr
en lugar de huir de su manía*

El Principio Los ejercicios aeróbicos, que pueden contribuir a rebajar de peso, son frecuentemente los de trote o carrera. Si sus recuerdos de los trotes lo llevan a viajes aburridos, alrededor de una pista, cuando estaba en la secundaria o a fuertes dolores en el cuerpo y malestar al terminar, usted pudiera probar de nuevo con estos ejercicios.

Hay algunas cosas que puede hacer para lograr que los trotes sean más agradables y menos dolorosos para su cuerpo. Gracias a la tecnología moderna puede usar auriculares y así disfrutar de su música relajante favorita, o utilizar el tiempo para conversar consigo mismo o con Dios, considerando los cambios que está haciendo en su interior.

La Acción Antes de que comience con este o con cualquier otro ejercicio de forma regular, consulte primero con su médico. Si está extremadamente grueso, el trotar pudiera resultar perjudicial para sus tobillos, caderas y rodillas. Si padece de bursitis, problemas en la espalda o artritis, tal vez el trotar no sea para usted.

Trotando conseguirá resultados más rápidos que caminando.

Pero si no ha hecho ejercicios en mucho tiempo, considere caminar rápidamente durante las primeras semanas, para así comenzar a ponerse en la línea. Durante las próximas semanas comience a correr un poco al principio. Luego, cada semana aumente la distancia que trota, hasta que pueda alcanzar una meta prefijada y mantener esa distancia para su ejercicio regular. Averigüe con un experto cuál debiera ser el pulso para una persona de su edad y el peso, antes y después de hacer los ejercicios. Use esta medida como una guía para ver cuánto resiste. No haga demasiado.

- Antes de trotar o hacer cualquier otro ejercicio aeróbico, haga ejercicios de estirarse que se concentren especialmente en su espalda, tendones, muslos y tendones de Aquiles.

- Al escoger donde va a correr, escoja un sitio plano para comenzar. El correr sobre colinas puede causar daños a su cuerpo y sólo deberá ser realizado por trotadores experimentados.

● Encuentre un sitio que lo haga sentirse contento por estar afuera. En vez de correr alrededor de una pista en la escuela superior local encuentre un campo abierto, o una playa que ofrezca un sitio seguro para la ejercitación.

Aunque a muchas personas les gusta trotar solas, quizás prefiera hacerlo con un amigo. Esto le ayudará a mantener su horario y hará que el tiempo empleado le resulte más placentero.

8 PASO A PASO

¡Subir y bajar corriendo los peldaños de un estadio local será muy bueno para gastar calorías, pero también le recomendamos otra serie de pasos!

El Principio Algunos cambios pueden ocurrir rápidamente. Por ejemplo, usted puede cambiar el color de la sala de su casa en un solo día. Hay muy pocos pasos que seguir en ese proceso: comprar la pintura y pintar. Pero hay otros, sin embargo, como el de cambiar un hábito de años, que sólo pueden ocurrir después de seguir una larga serie de pasos.

La Acción Han surgido varios grupos de apoyo a través de varias organizaciones en casi todas partes de los Estados Unidos. Mire en su directorio de teléfonos, pregúntele a su médico personal, o llame a la Cámara de Comercio local o a una iglesia para que pueda localizar a un grupo que sea compatible con sus necesidades.

Estos son algunos pasos generales, que necesita tomar para poder sacar ventaja de estos grupos:

- Consiga una valoración o un análisis diagnóstico de un terapista acreditado, consejero o médico.

- Llame o escriba al grupo (usando la información mencionada anteriormente) pidiéndoles que le envíen literatura sobre la filosofía de la organización.
- Localice un grupo de apoyo que le quede cerca.
- Hágase el firme propósito de asistir todas las veces que el grupo le recomiende.
- Asista al grupo la primera vez como un simple observador (vea el cap. 9).
- Comprométase a ser un participante regular en el grupo.
- Esté dispuesto a rendir cuentas de las asignaciones que se le hagan.
- Comprométase a quedarse con el grupo durante todo el tiempo que dure su tratamiento.

Usted no será responsable de perder todas las libras necesarias, ni por cambiar su vida por completo, de un día para otro. Tiene el resto de su vida para hacerlo.

9 SOPORTE MORAL

Pocos tenemos la habilidad de hacer todas las cosas por nosotros mismos. Al vernos frente a un largo viaje necesitamos amigos que nos empujen o nos carguen, cuando las cosas se tornen difíciles.

El Principio A veces, cuando queremos ser responsables de cambiar algunos patrones en nuestras vidas, es mejor que nos unamos a un grupo de ayuda de personas que se preocupen por nosotros o que estén pasando por las mismas situaciones.

La Acción Aquí les mostramos algunas reglas básicas que le pueden ayudar al entrar a cualquier clase de grupo de apoyo, para tratar alguna situación.

- **Regla 1:** ¡Sea usted mismo! Los grupos de apoyo no son un lugar a donde se va para causar buena impresión. Usted va allí para que lo atiendan, lo cuiden y le den apoyo moral.

- **Regla 2:** Asista a la misma reunión tres o cuatro veces antes de tomar la decisión, de cuál es el grupo apropiado para usted. Trate de ser sólo un observador el primer par de veces que asista. Guarde sus preguntas y preocupaciones para alguna persona en quien confíe, lo cual le permitirá sentirse más cómodo.

- **Regla 3:** Mantenga una actitud abierta para aprender de otros. Lo más probable es que las personas que dirijan un grupo cuyo enfoque es perder peso, sean las que también han tenido ese problema. Pueden contar sus experiencias personales y enseñarle nuevos métodos para sobrellevar los problemas. Pueden ser una gran fuente de aliento para usted.

- **Regla 4:** Cuando asiste a un grupo de apoyo se le estimula para que hable de usted mismo y de sus experiencias. Cuando sean otros lo que comparten las suyas, usted debe escuchar atentamente lo que expresan desde lo hondo de su corazón. Tenga mucho cuidado de no aconsejar a nadie, o decirles lo que deben hacer.

- **Regla 5:** Si usan un libro de trabajo u otros materiales en el grupo de ayuda, asegúrese de mantener sus asignaciones al día. Trate de escribir lo mejor posible, en la porción diaria de sus materiales, aquello que realmente siente. Use cada paso para realizar los planes de lo que desea realizar en un futuro cercano.

- **Regla 6:** Si el ser codependiente es uno de los problemas que tiene en su vida, asegúrese de no envolverse demasiado en los problemas de los demás no sea que vaya a perder de vista los suyos. Trate de mantener un equilibrio adecuado entre las preocupaciones por los demás y las suyas propias.

● **Regla 7:** Cuando se reúna con un grupo de apoyo, deberá mantener en secreto confidencial lo que se ha dicho. Sería muy perjudicial para usted, escuchar de labios de alguien que no pertenece al grupo, alguna historia personal suya. Sería igualmente perjudicial para otros que lo escucharan contando sus historias personales.

● **Regla 8:** Llame a su patrocinador cuando necesite ayuda. Si siente la necesidad de atragantarse o actuar de cualquier otra forma destructiva, llame para recibir apoyo moral y aliento. Su patrocinador está allí para acompañarlo en los momentos de necesidad.

● **Regla 9:** Seleccione sus nuevos amigos cuidadosamente. Algunos que todavía no están completamente sanos, lo pueden alentar a que coma más, o llevarlo a ser adicto a otras cosas. Para cada amigo que acepte, por ser parte del grupo, establezca los límites que ambos se comprometen a respetar cuando salgan a comer juntos. Es muy fácil decir cosas como: «Bueno, si los dos hacemos trampa, no nos importará tanto».

● **Regla 10:** Recuerde diariamente que no está solo. Con la ayuda de Dios y de otras personas, puede perder peso y recobrarse.

10 ¿UNA PIZCA DE SAL?

Las dietas con alto contenido de sodio han sido directamente ligadas a la presión arterial alta, el cáncer del estómago y a la apoplejía.

El Principio Nuestros cuerpos requieren que tengamos una pequeña cantidad de sodio en nuestra dieta diaria, de la misma forma que necesitamos cierta cantidad de proteínas y de otros elementos. Incluso se necesita un poco de grasa. Pero muchas personas en los Estados Unidos tienen sobrepeso porque ingieren demasiado sodio, proteínas y grasa, con sus comidas diarias. Algunos productos alimenticios son buenos, si se toman en las cantidades adecuadas, pero si se consumen en demasía pueden ser peligrosos para la salud. Según el plan Pritikin nosotros sólo necesitamos de 250 a 500 miligramos de sodio diarios. Esto viene a ser la quinta parte de una cucharadita al día.

La Acción Le recomendamos que quite la sal de su mesa y la reemplace por un sustituto sin ella. En el capítulo 13 le mostraremos algunas especias, que le ayudarán como alternativas para cubrir sus necesidades al cocinar. Quizás se pueda dar cuenta que si no se utiliza la sal, el sabor natural de algunos alimentos aumentará.

No suponga que cualquier producto que pueda comprar tenga un bajo contenido de sodio, simplemente porque sea bajo en calorías. Tal vez se sorprenda al saber la cantidad de sodio que contienen las comidas que consume normalmente. Trate de tener en cuenta el contenido de sodio de las comidas congeladas o enlatadas, al igual que el de otras comidas que compra en el supermercado. Lea cuidadosamente las etiquetas de los alimentos que compra.

Le damos una lista de algunos de los alimentos que por lo general tienen un alto contenido de sodio:

comidas congeladas y en paquetes	carne salada
frijoles al horno	encurtidos
quesos procesados	perros calientes
aceitunas	nueces saladas
rollitos congelados	sopas en latas
cubitos de carne o gallina	papitas fritas
salsas para carne y para barbacoa	vino para cocinar
mariquitas de maíz saladas	sal
ciertos jugos de vegetales en latas	sal de apio
mezclas para preparar chocolate instantáneo	sal de ajo
pescado ahumado	sal de cebolla
	boloña
	catsup de tomate
	aderezo italiano
	carne estofada

trocitos de pan con
sabor a tocino

sardinas
pizza

11 NUESTRO INVENTARIO DE CADA DÍA

¿Por qué será que para muchos de nosotros, la solución para evadir o lidiar con días emocionalmente difíciles, es un helado de crema doble?

El Principio A medida que siga leyendo este libro, se dará cuenta de que hemos entremezclado intencionalmente, ideas para dietas saludables con herramientas que le permitan poder entrar en contacto con sus emociones. La pérdida de peso no es solamente un cambio en la dieta. En casi todos los casos también involucra un cambio de actitud y del modo de ver las cosas.

La Acción Haga el siguiente ejercicio para notar cómo maneja sus debilidades de carácter y cómo utiliza las partes fuertes del mismo. Póngase una nota de acuerdo con la siguiente escala.

Dése un 0 si le cuesta controlar esa debilidad de carácter o si este no es uno de sus puntos fuertes.

Dése un 1 si tiene un poquito, 2 si es medio, 3 si piensa que es bueno, 4 si es buenísimo y 5 si es excelente, en controlar su comportamiento en esta área.

Debilidades comunes del carácter

Característica	Lun.	Mar.	Mié.	Jue.	Vie.	Sáb.	Dom.
Enojo/ Resentimiento	—	—	—	—	—	—	—
Buscar aprobación	—	—	—	—	—	—	—
Control	—	—	—	—	—	—	—
Negación	—	—	—	—	—	—	—
Depresión/ Auto-lástima	—	—	—	—	—	—	—
Deshonestidad	—	—	—	—	—	—	—
Sentimientos fríos	—	—	—	—	—	—	—
Soledad	—	—	—	—	—	—	—
Celos	—	—	—	—	—	—	—
Perfeccionismo	—	—	—	—	—	—	—
Dejar las cosas para otro día	—	—	—	—	—	—	—
Preocupación	—	—	—	—	—	—	—

Resistencias comunes del carácter

Característica	Lun.	Mar.	Mié.	Jue.	Vie.	Sáb.	Dom.
Perdonador	—	—	—	—	—	—	—
Generosidad	—	—	—	—	—	—	—
Honestidad	—	—	—	—	—	—	—
Humildad	—	—	—	—	—	—	—
Paciencia	—	—	—	—	—	—	—

Asumir riesgos   — — — — — — —
Autocontrol   — — — — — — —
Autoestimación   — — — — — — —
Tolerancia   — — — — — — —
Confiabilidad   — — — — — — —

Las áreas en que tiene baja puntuación son las que contienen comportamientos con los cuales debe trabajar. El enfrentarse a estos quizás le pueda evitar las consecuencias de los mismos: el comer demasiado.

12 LUGAR DE VACACIONES

Una familia cada día disfrutaba y comía durante el crucero. Ahora lo hacen en un lugar cercano y en vez de engordar, pierden peso.

El Principio Si las vacaciones son cuando una vez al año se dice: «Estoy de vacaciones. Pienso comer todo lo que quiera», ¿se verá luego lamentando el modo en el que se ve y siente al regresar a casa? Planée sus vacaciones cuidadosamente y cuando coma, seleccione las comidas que sean mejor para usted.

La Acción Le recomendamos que considere pasar las vacaciones de este año, en un centro de salud y nutrición. Estos sitios están preparados para atenderlo a las mil maravillas, ayudarle a planear una dieta deliciosa y a la vez sana, y trabajar con usted para que se ponga en la línea.

La mayoría de estos centros de salud y nutrición están situados en los parajes más hermosos de los Estados Unidos. Seleccione con cuidado un sitio que esté dentro de su alcance económico y en un área adonde le gustaría viajar. Dependiendo del sitio, puede encontrar ejercicios aeróbicos, entrenamientos para perder peso, máquinas especializadas, natación, tenis, golf y otras actividades. Además pueden ofrecer charlas sobre nutrición y evaluaciones deportivas.

- ¿Qué deportes le sientan mejor?
- ¿Cuántos músculos de su cuerpo necesita ejercitar?
- ¿Cuánta gordura tiene en su cuerpo?

Los instructores pueden prepararle un plan de ejercicios que debe seguir durante el resto de su vida. Después de hacer ejercicios, quizás quiera recibir un masaje. ¡Qué gusto tan grande! Muchos centros proveen exámenes médicos completos para determinar la dieta específica y las vitaminas que su cuerpo necesita.

Todas las comidas en estos centros están preparadas teniendo en cuenta la nutrición. La comida es baja en calorías, grasa y sodio. Si necesita comidas especiales por tener el colesterol alto o hipoglicemia, también pueden ayudarle en ese sentido.

Si no puede irse de vacaciones a un centro de salud y nutrición, planée unas vacaciones donde el foco de atención sea la buena comida, el ejercicio y la diversión sana y relajante.

13 AGRÉGUELE UN POCO DE ESPECIAS A SU VIDA

Hierbas y especias pudieran parecer los nombres de sus vecinos que viven calle abajo, pero en realidad son un par de amigos de la cocina que pueden quitarle el aburrimiento a su dieta.

El Principio A medida que comience a usar las ideas de este libro, así como las suyas propias con el propósito de rebajar de peso, querrá aprender todo cuanto sea posible acerca de las hierbas y las especias. Hacer dieta resulta aburrido para algunos, sólo porque no utilizan el tiempo o la energía necesarios, para ser un poco creativos en la preparación de los alimentos.

Por lo general, las especias son picantes y las hierbas no. La mayoría de las especias como por ejemplo, la salvia, el jengibre, los clavos de olor y la mostaza, son muy aromáticas por lo que le dan cierto toque picante a la comida. Por el contrario las hierbas como el estragón, los cebollinos y el eneldo, producen un sabor más sutil. Ni las hierbas, ni las especies deben ser usadas para transformar el sabor de la comida, al contrario, deben complementarlo.

La Acción Una de las primeras cosas que puede hacer es comprar un libro que explique y describa las distintas hierbas y especias usadas para cocinar. Otra idea es enrolarse en unas clases de cocina, especializadas en preparar comidas sanas y de bajas calorías. Cuando esté en el supermercado, fíjese en las envolturas de los alimentos bajos en calorías, procesados por las grandes compañías, para que vea qué especias usan para preparar sus comidas. Al comenzar a experimentar con hierbas y especias se dará cuenta de que es preferible usar muy poco, a usar demasiado.

Asegúrese de guardar sus hierbas y especias en frascos cerrados y póngalos en un sitio fresco y oscuro. Evite el calor, la humedad y la luz directa del sol. Si tiene algunas especias viejas por allí, que llevan guardadas más de seis meses, debe sustituirlas por otras frescas.

Aquí le presentamos algunas hierbas y especias que quizás desee usar en ciertas comidas.

Tabla de sazones

Vegetales	Sazón
Brécol	Eneldo, semillas de mostaza, estragón
Zanahorias	Nuez moscada, tomillo, jengibre, hierbabuena, pimienta inglesa, eneldo
Guisantes	Orégano, salvia, semillas de amapola, eneldo
Papas	Semillas de apio, orégano, tomillo, hojas de laurel
Ensaladas	Albahaca, eneldo, estragón y cebollinos

Alimentos con alto contenido protéico

Aves de corral	Perejil, tomillo, salvia, mejorana, romero
Carnes	Hojas de laurel, salvia, tomillo, estragón, hinojo
Pescados	Hojas de laurel, eneldo, hinojo, tomillo, romero

Comidas étnicas

China	Jengibre, mostaza picante, ajo, curry, pimentón
India	Ajo, azafrán, curcuma, comino, canela
Mexicana	Chile en polvo, orégano, comino, chile picante seco

| Italiana | Ajo, albahaca dulce, hinojo, romero, mejorana, orégano |

14 UN META-BOLISMO PODEROSO

Tal vez esté comiendo muchos alimentos nutritivos y con bajo contenido calórico, sin que haya notado grandes avances. Durante el proceso de bajar de peso a veces se requiere más de un ingrediente, además de abandonar los alimentos grasosos, hacer ejercicios aeróbicos.

El Principio Algunas personas, más que otras, encuentran el proceso de bajar de peso muy difícil, a pesar de que han mejorado grandemente la dieta. Cuando come menos, su cuerpo automáticamente ajusta el metabolismo a un nivel más bajo. Con frecuencia esto lo deja sintiéndose cansado, incómodo y hambriento. Tal vez tenga que buscar la forma de elevar el nivel de su metabolismo.

La Acción La mejor forma de aumentar su metabolismo, durante su dieta, es mediante la realización de ejercicios aeróbicos de forma regular: caminando, corriendo, montando en bicicleta, remando y bailando o tomando clases de gimnasia.

Cuando hacemos ejercicios, nuestros cuerpos reemplazan el tejido grasoso por tejido muscular, lo cual promoverá el incremento del consumo de calorías por su cuerpo y le ayudará a bajar de peso. La grasa se reducirá y su metabolismo trabajará más eficientemente para mantenerlo en forma.

A continuación presentamos algunas cosas que deben tomarse en cuenta, cuando se encuentre haciendo su plan para los ejercicios aeróbicos.

- *Haga de los ejercicios un modo de vida absoluto.* Haga que sus ejercicios diarios se conviertan en una rutina como el lavarse los dientes, comer, poner el despertador o tomar una ducha. Tendrá que obligarse a hacer ejercicios de forma regular al principio, pero al poco tiempo, esto se hará una verdadera rutina.

- *Programe el tiempo apropiado para sus ejercicios.* Si ahora encuentra difícil salir de la cama cada mañana, no tiene mucho sentido que se proponga hacerlo a las cinco de la madrugada. En cambio, encontrará la forma de hacer ejercicios durante su horario de almuerzo o después de regresar a su casa al final del día.

- *Encuentre otros beneficios con sus ejercicios.* Por supuesto que usted ama los exteriores. Considere que los ejercicios diarios son otra oportunidad para salir afuera y caminar, correr, o montar bicicleta a lo largo de su parque o playa favorita.

- *No se exceda al principio.* Si ha seleccionado correr como su ejercicio aeróbico y no lo ha hecho en los últimos diez años, comience por correr unas pocas cuadras durante la primera semana. La segunda duplique la distancia. Establezca un programa para ir incrementando la distancia gradualmente según vaya pasando el tiempo.

● *Pida consejo para sus ejercicios.* Considere la posibilidad de unirse a un club de salud que se encuentre próximo a su casa. En muchos casos estos clubes diseñan un programa individual basado en sus necesidades particulares. Tal vez también pudiera unirse al club con algún miembro de su familia o amigo, a fin de que se estimulen el uno al otro en cuanto a la asistencia y las actividades regulares.

● *Disfrute de sus ejercicios a través de la música.* Si para usted resulta duro hacer los ejercicios, trate de realizarlos usando los audífonos y una reproductora, de manera que pueda escuchar su música favorita mientras que monta su bicicleta o hace los ejercicios afuera.

● *Compre algunas ropas adecuadas.* Analice la posibilidad de enrolarse en alguna clase de ejercicios aeróbicos próxima a su casa. Pero antes de que vaya, cómprese algunas ropas adecuadas que lo hagan lucir bien. Si se ve que luce bien, probablemente se va a sentir estimulado.

● *Haga su primer plan.* En los espacios siguientes, perfile en pocas palabras sus primeros pasos para crear un plan de ejercicios aeróbicos.

Plan de ejercicios aeróbicos

Posibles amigos/compañeros con los que pudiera hacer los ejercicios.

_____

_____ _____

PRIMERA SEMANA

Fecha de comienzo _____ _____

Tipo de ejercicio _____ _____

Tiempo durante el que me ejercitaré cada día

_____

Hora del día a la que comenzaré los ejercicios

_____

SEGUNDA SEMANA

Fecha de comienzo _____

Tipo de ejercicio _____

Tiempo durante el que me ejercitaré cada día

_____

Hora del día a la que comenzaré los ejercicios

_____

TERCERA SEMANA

Fecha de comienzo _____

Tipo de ejercicio _____

Tiempo durante el que me ejercitaré cada día

_____

Hora del día a la que comenzaré los ejercicios

_____

15 DÍGALE NO A LAS SODAS

Alguna vez ha oído a alguien decir, «Desde que estoy tomando soda de dieta he perdido treinta libras»? Probablemente no.

El Principio Más de 200 millones de refrescos se consumen anualmente en los Estados Unidos. Aparte de contener ingredientes que le pueden hacer aumentar de peso, lo que discutiremos más adelante, los refrescos pueden ser perjudiciales para su cuerpo de otras maneras. El Dr. Clive McCay de la Universidad de Cornell demostró que los refrescos pueden desgastar completamente el esmalte de los dientes y hacerlos blandos en muy poco tiempo.

Los ácidos málicos y cítricos que se encuentran en las frutas y los vegetales, se vuelven alcalinos dentro del cuerpo humano. A pesar de que los refrescos contienen ácidos málicos, también contienen ácidos carbónico, fosfórico, eritórbico y otros que no se vuelven alcalinos. El equilibrio del pH de su sistema, es sacado de sitio con el primer sorbo de estos ácidos.

La Acción En vez de beber diferentes refrescos, comience con agua mineral, té natural, o cualquier otro sustituto sano. El refresco típico contiene azúcar refinada: unas cinco cucharaditas en una porción de ocho onzas.

Si cree que el beber refrescos de dieta le ayudará a perder peso, se está engañando. Sé que esto suena terrible, pero los refrescos que toma con las comidas, hacen que los alimentos se pudran en el estómago en vez de ser digeridos. El refresco de dieta no deja que la comida sea absorbida de una manera eficiente y por lo tanto, se requiere de más energía para digerir una comida normal de bajas calorías.

Los refrescos de dieta también contienen altas cantidades de sodio, lo que hace retener el agua. Muchos también contienen cafeína, una sustancia aditiva. De alguna manera nuestra sociedad ha equiparado los refrescos de dieta con bebidas sanas. Esto no necesariamente siempre es así.

16 DÍA A DÍA

Tu vida se hace difícil cuando miras hacia atrás, a los fracasos del pasado, o hacia adelante a las preocupaciones del futuro. La verdadera paz viene al celebrar la preciosa bendición de cada momento que Dios nos proporciona.

El Principio Uno de los secretos de la vida es aprender a hacer decisiones cada día, en vez de proyectar un esquema para un año o para toda la vida. El recobrarse de cualquier patrón de comportamiento, requiere que hagamos decisiones un día a la vez.

Hacemos millones de decisiones a través de nuestras vidas, algunas buenas, otras malas. Si puede decidir bien hoy y hacer eso cada día se dará cuenta, al pasar el tiempo, que muchos malos hábitos han sido cambiados por buenos.

La Acción Estas son algunas decisiones que puede hacer día a día que cambiarán su vida.

● *En este día...* trataré de ser feliz. Mi felicidad es el resultado directo de estar en paz conmigo mismo; lo que hagan o piensen los demás no determinará mi felicidad.

- *En este día...* me aceptaré a mí mismo y viviré lo mejor que pueda.

- *En este día...* tomaré tiempo para orar y meditar en las Escrituras, buscando a Dios y desarrollando mi relación con Él.

- *En este día...* diré lo que pienso sinceramente.

- *En este día...* escogeré comidas nutritivas que me ayuden a alcanzar mi meta.

- *En este día...* no me enfrentaré a todos mis problemas a la vez, pero viviré minuto a minuto de la mejor manera posible.

- *En este día...* viviré mi vida siendo valioso pero no agresivo, siendo humilde, no orgulloso, teniendo confianza en quien soy.

- *En este día...* cuidaré de mi salud física. Ejercitaré mi mente, mi cuerpo y mi espíritu.

- *En este día...* seré cariñoso con las personas a mi alrededor. Seré agradable, no buscaré faltas en los otros. Tampoco trataré de mejorar o dirigir a otros.

- *En este día...* recordaré que Dios tiene un sitio especial en su corazón para mí y un propósito para mí en su mundo.

17 EN ORACIÓN

Todo lo puedo en Cristo que me fortalece (Filipenses 4.13).

El Principio Cuando estamos demasiado débiles emocional o espiritualmente para enfrentarnos a un desafío importante, el Dios que nos creó nos dice que podemos hacer todas las cosas a través de Él. El crecimiento espiritual con nuestro Señor no es algo que viene en seguida. Lo que pasa es que a medida que confiamos en Él, día tras día, mes tras mes, año tras año, aprendemos a amarlo y llegamos a saber que realmente nos anima cuando estamos deprimidos. La oración consecuente que enfoca nuestras debilidades y las Escrituras de aliento, como la que dimos arriba, nos dan el poder de hacerlo todo con Él.

La Acción A través de la oración y la meditación mejore su contacto consciente con Dios. Pídale conocer su voluntad para con su vida y el poder para hacer cambios dramáticos. Colosenses 3.16 lo dice de una manera sencilla «La palabra de Cristo more en abundancia en vosotros».

Al pasar un tiempo con Dios se dará cuenta de que usted es un regalo precioso. Una vez que se dé cuenta de lo valioso que es, su autoestimación crecerá. Encontrará que posee un nuevo poder para derrotar los obstáculos a su pérdida de peso —ya sean malos hábitos o dolorosas emociones.

Su autoestimación crecerá al hacer de Dios su amigo de confianza y la oración es la mejor manera para establecer esa relación.

- Pida ser librado de la auto-lástima, la falta de honradez y el egoísmo.
- Pida ser guiado para enfrentar los problemas en su vida.
- Pida que la voluntad de Dios sea hecha cada día.
- Ore para ser perdonado cuando ha herido a otros o a sí mismo.
- Déle gracias a Dios por el amor que le ha mostrado.
- Pídale que se le revele cada día.
- Vuélvase a Él y no a la comida para recibir aliento.
- Pídale que satisfaga sus deseos con cosas buenas.
- Pídale ser usado para demostrar su amor a otros.
- Pida paz para su corazón.
- Pida ser más como Él cada día.
- Pida que crezca su fe en Él y que esta relación produzca una creciente autoestimación.

18 EL BAILE AERÓBICO

¡Y uno, dos, tres y cuatro!

El Principio Para los que encuentran aburrido trotar o para aquellos que no tienen acceso a una piscina, el baile aeróbico puede traer un beneficio doble: es una gran manera de ponerse en forma, poner a tono su cuerpo y perder peso; y es además divertido. El baile aeróbico es una combinación de movimientos rítmicos y pasos fáciles, combinados con música que pueden mejorar y mantener un buen estado cardiovascular y físico. El «American Heart Association» apoya el baile aeróbico.

La Acción Como con todo tipo de ejercicios, tenga cuidado de comenzar poco a poco. No haga demasiado al principio y siempre estire sus músculos antes y después de hacer los ejercicios. Comience con un programa de bajo impacto, especialmente si tiene problemas con las rodillas o la espalda. Si se siente corto de respiración, descanse un poco, trote despacio en el mismo sitio, o mantenga movimientos regulares.

- Lo ideal es que un programa de baile aeróbico comience con un período de calentamiento para aumentar la respiración, la circulación y la temperatura del cuerpo.

- El baile aeróbico que sigue debe durar de veinte a treinta minutos.

- El programa entonces debe terminar con un período de relajamiento. Después de unos meses se dará cuenta de que ya no le falta tanto el aire y que su resistencia habrá aumentado.

La mayoría de los club de salud en todo el país, ofrecen clases regulares para personas de todos los niveles. También puede comprar uno de los muchos videos de ejercicios que hay en el mercado.

El baile aeróbico es una   actividad que resulta beneficiosa practicarla con un amigo, ya que de esta forma se pueden estimular mutuamente, para ejercitarse con regularidad. Pero tenga cuidado de no ponerse a competir. Todos somos diferentes y por lo general, cada persona puede realizar ciertos ejercicios de una forma personal y a veces única. Si su amigo puede hacer 300 cuclillas y usted no, está bien. Quizás él esté en mejores condiciones físicas que usted. La meta es que usted pierda peso y entone su cuerpo, no competir para ganarle a su amigo.

Si encuentra que pierde peso al ir a las clases y comer bien durante un tiempo, ¡no se le ocurra parar! Este es el momento justo cuando necesita seguir ejercitándose, para que su cuerpo siga a tono y no vuelva a aumentar de peso. Cuando una persona que ha hecho ejercicios deja de hacerlos, los beneficios que se habían adquirido se pierden con rapidez.

19 AMIGO, AMIGO

En el libro de Eclesiastés que se encuentra en el Antiguo Testamento dice que «Mejores son dos que uno, porque tienen mejor paga de su trabajo. Porque si cayeren, el uno levantará a su compañero; pero ¡ay del solo! que cuando cayere, no habrá segundo que lo levante».
(Eclesiastés 4.9-10)

El Principio Si tienes un cónyuge, compañero de habitación, o amigo que también necesite perder peso, utilice el sistema de amigos para alentarse mutuamente, asegurar que se hace lo que se ha comprometido y para celebrar las victorias.

La Acción Consiga a alguien que se haya propuesto una meta similar a la suya para que sea su amigo especial, durante el tiempo que dure su proceso de bajar peso y en los meses siguientes cuando se comprometa a no volver a aumentar.

La reunión de planeamiento

Comience con una reunión de planeamiento para discutir cuáles serán sus metas y cómo planean trabajar de conjunto para lograr alcanzarlas. Es bueno que hablen sobre lo difícil que resulta ser muy grueso y cómo eso pudiera estar afectando sus vidas. Antes de la reunión, sería bueno que llenaran la siguiente planilla de información y luego la comentaran al reunirse.

1. Mi exceso de peso afecta mi vida de la siguiente forma:

2. Me encuentro comiendo a deshoras por los siguientes motivos:

3. Quisiera reducir _____ libras en _____ meses.
4. Me comprometo a alcanzar esta meta el _____
_____ (fecha)
5. También me comprometo a ayudar a _____
_____ a alcanzar su meta, dándole aliento y ayuda.

_____   _____

Firma   Fecha

Renueve la despensa

Juntos revisen las despensas y los refrigeradores de su(s) casa(s) y regalen o boten toda la comida que les engorda o que hace que coman demasiado. Siéntense juntos y hagan una lista de todos aquellos alimentos sanos y que no engordan que necesiten comprar, y luego vayan juntos al supermercado y compren sólo aquellos artículos que aparezcan en la lista. Decidan cuándo se van a reunir para ver cómo marchan sus planes.

Haga un plan de ejercicio

Además de planificar lo que van a comer, también planeen cuándo van a hacer los ejercicios juntos. No sólo aumentarán sus esfuerzos por bajar de peso, sino que también se divertirá con su cónyuge o amigo. Quizás se haga más fuerte su relación o amistad.

Comience a ponerse en forma caminando temprano por la mañana unos quince minutos. Después de una semana aumente su caminata a treinta minutos y la próxima a cuarenta y cinco. A medida que aumente el tiempo, acelere también el paso. Caminar es un ejercicio aeróbico que le puede quitar pulgadas al cuerpo, fortalecer su corazón y disminuirle el apetito. Su metabolismo y energía deben aumentar.

Manténgase en contacto diariamente

Desarrolle, como parte de su plan, una forma de estar en contacto durante el día, para darse aliento y ayuda. Una vez que hayan alcanzado su meta, planeen un programa de mantenimiento para que eviten el volver a aumentar.

20 LO GORDO DEL ASUNTO

¡No los llaman «gordos» por gusto!

El Principio Mucha de la comida que ingerimos está llena de grasas, las que al ser ingeridas contribuyen al porcentaje de grasa de nuestra composición química. Cada vez que usted come, si es capaz de reducir bastante el contenido de grasa de sus comidas, logrará reducir grandemente la cantidad de grasa que fluye por su sistema. Como ejemplo le mostraremos el contenido de grasa de una comida típica.

Carne Stroganoff

Ingredientes	Calorías
Dos cucharadas de margarina	200
Una libra de palomilla	951
Un diente de ajo	4
Taza y media de hongos en trocitos	27
Media taza de cebolla en trocitos	27
Una cucharada de harina	25
Ocho onzas de crema agria	416
Una lata de diez onzas y media de sopa de hongos	313

Dos tazas de pasta cocinada caliente	<u>400</u>
Total de calorías	**2,363**
Calorías por porción	591
Gramos de grasa por porción	29

La Acción En lugar de preparar alimentos que sean ricos en calorías y grasa, considere reemplazar las comidas como la anterior por otras más sanas. Su carne Stroganoff puede ser sustituida con la receta que le damos a continuación. Compárelas. El plato sustituto no sólo contiene menos de la mitad de las calorías, también el contenido de grasa baja de veintinueve a cuatro. ¡Imagínese lo que ocurriría si esto pasara con cada comida!

Stroganoff de pasta y vegetales

Ingredientes	*Calorías*
Cuatro tazas de vegetales	300
Un diente de ajo	4
Taza y media de hongos en trocitos	27
Dos cucharadas de harina	50
Una taza de leche evaporada	200
Un paquete de sopa de cebolla instantánea	35
Ocho onzas de yogurt desgrasado natural	100
Dos tazas de pastas (cocinada)	<u>400</u>
Total de calorías	**1,116**
Calorías por porción	279
Gramos de grasa por porción	4

Instrucciones de cocina: En una sartén rociada con un aceite de bajas calorías, cueza rápidamente todos los vegetales cortados en trocitos y el ajo. Agregue los hongos justo antes de que estén listos los otros vegetales.

En otra olla prepare la salsa. Agregue la harina a la leche evaporada y mézclela hasta que se disuelva. Una estos ingredientes con la sopa de hongos y cocínela a fuego mediano, revolviéndola constantemente, hasta que hierva. Agregue el yogurt y siga cocinándola a fuego muy lento. Mezcle la salsa con los vegetales y la pasta.

21 ¿REALMENTE TENGO HAMBRE?

Algunas veces comemos para satisfacer un apetito que puede no ser de comida.

El Principio La acción que tomamos cuando el deseo de comer nos agobia puede servir como barómetro para medir nuestro estado general de salud y bienestar. Si comemos por las razones correctas, nuestro «barómetro de bienestar» nos dice que estamos bien. Si comemos cuando realmente no lo necesitamos, el barómetro puede estar diciéndonos que hay algo que anda mal.

La Acción Antes de comer, pregúntese si realmente tiene hambre o si se está dirigiendo hacia el refrigerador por una razón distinta. Considere estas como algunas de las respuestas a esta pregunta.

- ¡Realmente tengo hambre! Vamos a salir de la más obvia primero. Puede que tenga una verdadera y legítima necesidad de comida. Después de todo, la necesidad de alimentos, es una función humana natural. Usted no escogió esa decisión. Las cantidades y tipos de alimentos que ingiere, para satisfacer ese requisito son algo que sí tiene que escoger.

Puede hacerse responsable por cambiar sus patrones de comer. A eso se refieren todas las ideas que damos en este libro. Si no sabe lo que su cuerpo requiere para mantenerse sano, pídale a un médico o a un dietista que lo guíe. Aunque no coma demasiado, consumir los alimentos equivocados aun con moderación, puede afectar adversamente su salud. La educación sobre las comidas correctas, consejería nutritiva y su habilidad para seguir un plan, pueden ser las claves para comer sanamente cuando sienta hambre.

● *Realmente no tengo hambre. Quizás mi cuerpo pueda usar un poco de ejercicio o descanso.* Considere el ejercicio como opción. Si no encuentra tiempo para ejercitarse, trate de cambiar su horario, para que se pueda acostar una hora más temprano para poder levantarse con tiempo para hacer por lo menos, un ejercicio ligero. ¡Siempre encontrará tiempo para hacer ejercicios si cambia esa motivación, de su más baja prioridad a la más alta!

No tiene que unirse a un club de salud para hacer ejercicios. Considere el correr en sitio. Camine vigorosamente. ¡Acompáñese con un video de ejercicios en su V.C.R.! Piense nada más en lo que pasaría si hiciera ejercicio una vez al día, aunque fuera sólo un poco, en lugar de dar un paseo hasta la cocina.

● *Realmente no tengo hambre. Estoy comiendo porque me siento solo.* Quizás está usando la comida para llenar una necesidad emocional. Pero el usar la comida para satisfacer una necesidad emocional, lo puede conducir al desastre. Si come porque se siente solo, trate de encontrar otra forma de lidiar con su dolor. Considere solicitar ayuda profesional si su problema continúa. La comida nunca podrá suplir sus necesidades emocionales, pero si puede producirle un sentimiento de culpabilidad y remordimientos.

● *Realmente no tengo hambre. Estoy comiendo porque me siento enojado y con miedo.* Al igual que la soledad, los sentimientos como el enojo sobre experiencias pasadas, o el temor al futuro pueden guiarlo hacia la comida. Pudiera ser que usted realmente esté tratando de curar su problema con comida, en vez de tratar de sanar la herida.

Considere ir a un terapista que le pueda ayudar a contestar a la pregunta del porqué trata de escapar del dolor, volviéndose a la comida. Quizás se pueda librar de algunos dolores del pasado y descubrir quién es usted realmente. Trate de unirse a un grupo de apoyo en su área, donde se pueda sentir cómodo, compartiendo sus sentimientos con otros que están en su misma situación.

22 LUCES FESTIVAS

*La noche antes de la Navidad era
tranquila, callada, pero nos
comimos todas las golosinas y
aumentamos unas libras.*

El Principio Las fiestas son notables porque comemos, seguimos comiendo y comemos más todavía. Muchas veces reemplazamos la alegría con acidez, el sentirnos hinchados y diez libras de exceso de equipaje. La presencia constante de bombones, galleticas de Navidad, huevitos de caramelos y fiestas en las oficinas, nos presentan más tentaciones para comer en exceso comidas no sanas que en ninguna otra época en el año.

La Acción Dénse a usted y a su familia este año un regalo especial de nutrición, implementando algunos de los siguientes consejos, para no dejar que una estación de alegría se vaya a convertir en una época de tristeza. Muchas veces, las fiestas son el período más duro del año para el que le gusta comer mucho porque el enfoque cambia de la razón por la estación, al dolor por aumentar.

Aquí presentamos algunos consejos que le pueden ayudar durante fiestas como Semana Santa, Acción de Gracias y Navidades que es, por lo general, cuando vemos muchas comidas que contienen altas calorías.

- Quítele la salsa al pavo y a otras comidas de las fiestas.

- Reemplace las papas y el relleno por platos de vegetales creativos.

- Utilice alguno de los postres de bajas calorías que hemos mencionado en este libro (torta de queso de bajas calorías, panecitos de canela, postre de manzana caliente) en vez de los pasteles tradicionales que comemos durante estas épocas.

- Cédale los chocolates que recibió como regalo a una familia necesitada o a sus compañeros de oficina —pero déselos a personas que no luchan con un problema de comer demasiado o de peso.

- Reemplace la cesta típica de Pascuas, llena de dulces de muchas calorías, con una cesta tradicional llena de alimentos nutritivos. Incluya barras de gramola, almendras sin sal, frutas secas y caramelos sin azúcar.

- Para la búsqueda por los niños de los huevos de Semana Santa, use huevos plásticos llenos de juguetitos o monedas.

- Como saladitos, prepare ensaladas de frutas y bandejas de vegetales.

- Considere reemplazar las bebidas alcohólicas con sidra de manzana caliente (sin fermentar).

Para hacerla especial agréguele canela y nuez moscada. Reemplace otras bebidas de altas calorías con batidos de yogurt de distintos sabores sin grasa.

● Ya que el jamón contiene mucha grasa y sodio debe reemplazarlo con pollo horneado.

● En vez de llenar las medias de Santa Claus con muchos caramelos y golosinas, use juguetes pequeños como carritos, ganchos para el pelo y certificados para entrar al cine.

23 DIJE RELAJARSE, NO «AFLOJAR»

Si ha edificado castillos en el aire, su trabajo no ha sido en vano; allí es donde deben estar. Ahora póngales cimientos.

-Thoreau-

El Principio Establecer desde un inicio los principios para no recaer, puede ser de gran ayuda en el futuro. ¿Qué significa el término aflojar o recaer en relación con la comida? Esto es lo que les ocurre a los que comen demasiado, cuando se apartan del camino e ingieren alimentos que no están en el plan, o cuando dejan de hacer los ejercicios que se habían propuesto.

Normalmente, cuando recaemos, han sucedido cosas que nos han conducido al desliz, que nos llevaron a hacer malas decisiones. Si nos damos cuenta de esos eventos, podemos evitar recaer la próxima vez y rechazar comer alimentos impropios o abandonar nuestros ejercicios.

La Acción   Estas son algunas de las preguntas que se debe hacer, si siente que está al borde del desliz o de recaer:

- Tiene obsesión con la comida, los libros de cocina y las recetas o se preocupa demasiado por la comida en general?

- ¿Se encierra más en sí mismo rechazando a su grupo de apoyo, sus amigos o una sana relación?

- ¿Está aumentando de peso y no sabe el porqué?

- ¿Está racionalizando todas las razones para dejar su dieta. y diciéndose que no necesita comer los alimentos correctos? ¿Está diciendo cosas como «Me siento débil porque no he comido suficiente» o «Puedo hacer esto a mi manera»?

- ¿Está encontrando nuevas formas de mantenerse ocupado para no hacer ejercicios?

- ¿Está consciente de que está guardando enojo o resentimientos y que no está resolviendo esta situación?

Si ha contestado afirmativamente a una o más de las preguntas que le hicimos anteriormente, si acaba de recaer, o si piensa que va a recaer, aquí hay algunas sugerencias para que se vuelva a encaminar.

- *Perdónese*. Sea amable y compasivo consigo mismo. Es humano y por lo tanto no es perfecto. Repase todas las importantes lecciones que ha aprendido de esta experiencia para que pueda hacer cambios positivos que pueden afectar el resto de su vida.

- *Comparta su problema con un amigo.* La confesión es un gran medio sanador. Si no le pide ayuda a un amigo, lo más probable es que se siga golpeando emocionalmente de forma innecesaria.

- *Repase los pasos que lo llevaron a recaer.* Esto le será de gran ayuda en el futuro. Haga una lista de las señales de alarma que debe observar en el futuro, para prevenir la caída cuando todavía hay tiempo.

- *Escriba un guión.* Planee cómo reaccionaría si se vuelve a encontrar otra vez en la misma situación. Use este guión para definir una nueva estrategia.

- *Vuelva a encaminarse.* Haga ejercicios aunque no desee hacerlos. Comience de nuevo a comer alimentos sanos.

24 PERO ESTOY APURADO

*Si siempre come a la carrera
una hamburguesa grasienta con
pan, coma otras comidas
o su mal humor seguirá
hasta que llegue a la tonelada.*

El Principio Los restaurantes de comidas rápidas pueden crear hábito. Muchas de las personas que comen allí dicen que «es el único sitio donde pueden conseguir algo de comer rápidamente». Pero créanos, puede romper con ese hábito de la comida rápida, ingeriendo otras comidas o encontrando un restaurante de comida rápida que sirva alimentos sanos como parte de su menú.

La Acción Aquí le ofrecemos algunas sugerencias de otro tipo de comida que puede pedir cuando esté apurado.

● En lugar de entrar corriendo a la tienda de donut, deténgase en el supermercado y compre yogurt de bajas calorías y alguna fruta.

- Cuando tenga que ir a un restaurante de comida rápida escoja uno que sirva ensaladas o sandwiches de pollo horneado

- Ponga una pequeña nevera portátil en su auto, especialmente si va de viaje. Llénela con trocitos de zanahoria, de apio, yogurt sin grasa, frutas y una ensalada para el almuerzo.

- En su día libre, prepare la comida para toda la semana. Una sugerencia es por ejemplo, las pechugas de pollo horneadas con vegetales a la manera oriental. Ponga lo que pueda congelar en bolsitas plásticas, en porciones para una persona y luego congélelas. Cada día saque un alimento bien preparado del congelador y caliéntelo en el horno o el microondas. O si está de viaje, saque una comida que sepa bien simplemente descongelada, sin necesidad de cocinarla.

- Compre un pequeño refrigerador para su oficina. Cuando tenga reuniones de noche camino a su casa y con poco tiempo para comer, evite la tentación de parar por una comida poco sana y guarde su comida en este refrigerador. Coma antes de salir para la reunión.

- Cuando pare en un mercado compre nueces sin sal y jugo sin endulzar y no tortas y refrescos.

- Guarde una cantidad de proteína en polvo en su oficina y en su auto junto con mucha agua en su nevera.

- Guarde algunos sobres de caldo en polvo sin sal o bajos de sal para tener una merienda rápida que le satisfaga.

- Tenga a mano latas de atún y de pechuga de pollo en su oficina y en su auto. Además, no se olvide de un abridor de latas, platos de cartón, servilletas y cubiertos, para usarlos al preparar estas comidas rápidas.

- Busque otras ideas en este libro que hablan de recetas bajas en calorías que puede archivar para cuando necesite hacer comidas rápidas.

25 ¿MEDIO VACÍO O MEDIO LLENO?

Quizás es porque cuando éramos niños nuestros padres nos decían: «No te puedes levantar de la mesa hasta que no limpies el plato». Así es que hoy nos comemos todo lo que está en el plato, ¡aun después de haber repetido! El único estofado en la mesa debiera ser el tomate o la col, ¡no usted!

El Principio Es posible que haya tratado de bajar de peso dejando de hacer todas las comidas. El problema con esto es que cuando no le damos alimento a nuestro cuerpo en una comida, seguramente le damos demasiada en la próxima. Cuando rompe su rutina regular, puede resultar muy difícil determinar cuándo realmente se está satisfecho.

La Acción Asegúrese de realmente tener hambre física antes de comer. Si tiene hambre de afecto, reconocimiento, atención o amor y por eso come, nunca se sentirá satisfecho, ya que la comida no puede satisfacer esos sentimientos de vacío. Y seguirá comiendo ya que la comida sólo satisface el hambre física, no emotiva.

Cuando llegue la hora de la alimentación, piense en lo que va a comer antes de sentarse a la mesa o de ponerse a prepararlo. Si escoge por impulso y no hace una decisión específica, lo más probable es que coma algo que no sea lo más apropiado para usted. Al hacer su plan, piense en algo sano que le agrade. Si escoge algo que ha aburrido, puede que coma otra cosa más después de terminar su comida nutritiva. Obviamente, esto hay que evitarlo. Goce de la textura, temperatura, e ingredientes de la comida.

Comience hoy mismo a ponerle atención a cuanto come. Aprenda a darse cuenta de cuándo ha comido lo suficiente. Comience a preguntarse en cada comida «¿Me siento cómodamente satisfecho o incómodamente lleno?» Puede describir cómo se siente en una escala del uno al diez, siendo el cinco el nivel ideal y el diez el estar tan lleno que casi no se puede levantar de la mesa. (Esto lo hemos hecho todos.)

Piense en comidas recientes donde se ha sentido satisfecho pero no completamente lleno. Visualice el tamaño de la porción. Describa esa comida y el tamaño de la porción:

Comida reciente cuando me sentí satisfecho pero no lleno

_____

_____

Mirando hacia el futuro, comience a clasificar cada comida en una escala del uno al diez. Esto lo ayudará a decidir el tamaño de las porciones de sus próximas comidas. Esta escala le será de utilidad al planear sus próximas comidas.

Porciones de alimentos y su nivel de satisfacción

Comida y fecha	Alimento comido	Tamaño de ración	Nivel de satisfacción 1 al 10
_____	_____	_____	_____
_____	_____	_____	_____
_____	_____	_____	_____
_____	_____	_____	_____
_____	_____	_____	_____
_____	_____	_____	_____
_____	_____	_____	_____
_____	_____	_____	_____

Si encuentra que se ha sentido muy lleno (en un nivel de ocho o más) después de muchas de sus comidas, póngase una meta de cuatro a cinco para la próxima. Esto es sólo un paso más que le ayudará a tomar el control y a determinar la cantidad de alimentos que debe comer.

26 POSTRE POSTRADO

*Había una vez un hombre llamado
Lloyd que el chocolate no podía
evitar, pero ahora se abstiene,
¡y si lo vieras!,
más delgado y menos molesto.*

El Principio Si tiene de quince a veinte libras de más y no come demasiado, debe analizar en qué consiste su dieta. ¿Come postres alguna o muchas veces después de cenar? ¿Le es difícil decirle que no al chocolate? Si contesta que sí a este tipo de preguntas, le debe resultar muy obvio que su peso de más se debe a lo que come y no a cuanto come. Los postres y otros dulces, agregan miles y miles de calorías extras y grasa a su dieta en un período de varios meses.

La Acción Hay muchas formas de rebajar la cantidad de postres y otros dulces que come. Puede escoger dejar el chocolate, si lo come con mucha frecuencia. Esto le permitirá comer otros postres de vez en cuando. O quizás come demasiados helados y quiere comprometerse a comerlos solamente en ocasiones muy especiales.

Pruebe a compartir su postre con su cónyuge o un amigo. O pruebe a comerlo sólo una vez a la semana.

También puede cambiar a postres de bajas calorías. Cuando es invitado a cenar, bríndese a traer su postre de bajas calorías para compartir.

Aquí van algunas sugerencias de postres que puede comer con moderación, mientras que continúe haciendo ejercicios y siga el resto del plan que se ha propuesto.

Pastel de manzanas, sin azúcar
Capuchino
Ensalada de frutas, sin endulzar
Helado de bajas calorías
Melocotones y leche descremada
Rositas de maíz, sin sal ni mantequilla
Pasas y granola
Sorbete
Fresas naturales
Galletas de vainilla
Yogurt, sin grasa y sin azúcar

Si el azúcar le afecta mucho el sistema digestivo, es importante que vea a su médico y luego la vaya dejando poco a poco. La falta repentina de azúcar, puede hacer que muchas personas sufran de dolores de cabeza, mareos y falta de energía. Pero a medida que su cuerpo se ajuste a recibir alimentos sanos, probablemente se dará cuenta de que tiene más energías que nunca antes.

Después de un tiempo de retirarse paulatinamente de comer postres altos en grasas, llegará a poderle decir que no, a todos los postres. Lo más probable

es que note una gran pérdida de peso, si anteriormente consumía mucha azúcar y golosinas llenas de
grasa.

27 UN PASEO A LA SECCIÓN DE LAS ENSALADAS

¡Muchas personas bien intencionadas y que realmente quieren bajar de peso, escogen comer ensaladas, pero luego amontonan más calorías en su lechuga que las que se encuentran en un helado con sirope de chocolate!

El Principio Parte de la población tiene la falsa idea de que «si es parte de la sección de ensaladas debe ser de bajas calorías». Esto no es siempre cierto hoy día —ni siquiera en los restaurantes más elegantes. Algunas personas aún piensan que ya que es sólo ensalada, pueden hacer cuantos viajes deseen y de todas formas mantenerse delgados.

La Acción Si no puede controlarse y sólo comer porciones moderadas, los restaurantes y cafeterías donde por una módica cantidad de dinero se puede comer todo cuanto se quiera, no son lugares seguros para usted. Decida cuánto va a comer y no se aparte de su plan. Si cierto tipo de restaurantes lo tientan a comer demasiado u ofrecen la comida incorrecta, manténgase alejado de ellos lo más posible que pueda.

Muchos restaurantes especializados en sopas y ensaladas sirven comidas riquísimas. Pero también sirven platos como sopas a la crema, ensaladas de pastas y panecillos con tres tipos de mantequilla. Las sopas a la crema están llenas de calorías, carbohidrato, sodio y grasa. Las ensaladas de pastas contienen gran cantidad de mayonesa que contiene 100 calorías, llenas de grasa por cada cucharada rasa.

Por suerte, estos restaurantes también tienen todas las comidas que nuestros cuerpos necesitan, para mantenerse dentro de un programa de alimentación bien planificado. Pero debemos tener cuidado al hacer nuestras decisiones.

- Prepare su ensalada con lechuga, remolacha, tomates, pepinos, frijoles, cebollinos, cebollas, guisantes y cualquier otro vegetal fresco.

- Cuando llegue al aderezo, tenga cuidado. Recuerde que la mayonesa es muy alta en grasa y calorías. El aceite y el vinagre son buenos con moderación. Pero es mejor aún exprimir unas rodajas de limón sobre su ensalada.

- Evite por completo las sopas. Por su gran contenido de sal no vale la pena el placer que proporcionan.

● Si la sección de pan contiene pan indio recién horneado, tome un pedazo pero no le agregue mantequilla.

● Como bebida escoja té caliente o helado, o agua mineral.

● Evite por completo la sección de postres. Lo más probable es que si preparó su ensalada con los ingredientes apropiados y comió un pedazo de pan, estará suficientemente satisfecho. Ensaye a preparar ensaladas sanas, para demostrarse que puede controlar a la comida, ¡en lugar de que la comida lo controle a usted!

28 UN POCO DE EJERCICIO NUNCA HACE DAÑO

Además de sus ejercicios diarios, puede hacer algunas cositas extras para quemar algunas calorías de más.

El Principio La mejor forma de perder peso es a través de la combinación de diferentes acciones que incluyan hacer cambios en su manera de comer, revisar la forma en que enfrenta sus emociones y comenzar un programa regular de ejercicios. Pero puede hacer pequeñas cosas, cada día, para ponerse y mantenerse en forma.

La Acción He aquí algunas cosas prácticas que puede hacer todos los días para quemar unas cuantas calorías más. Muchos adelantos modernos han hecho fácil el tomar los caminos más cortos, pero mientras más los acortemos, más fácil es aumentar una libra o dos. Por lo general, cuando vaya de un lugar a otro, trate de ver cómo puede llegar a su destino usando más ejercicio y menos automatización.

- Use las escaleras y no el elevador. Propóngase utilizarlas cada vez que tenga que subir menos de cinco pisos.

- Si usa el autobús, el tren, o el subterráneo para ir al trabajo o a la escuela, no lo tome en la parada más próxima a su casa. En lugar de eso, hágase el propósito de caminar hasta una parada que le quede a veinte o treinta minutos de camino.

- Si es práctico, monte su bicicleta para ir al trabajo en lugar de llevar su auto u otro transporte. Si esto no fuera posible, monte en bicicleta o camine cuando vaya al mercado.

- Haga ejercicios en vez de tomar café a la hora del «receso». Tenga un par de zapatos de tenis en su oficina y camine un par de veces alrededor de la cuadra.

- Deje su auto estacionado en la punta más lejana del parqueo y camine vigorosamente hasta su destino. Dé una vuelta completa alrededor del centro comercial, antes de comenzar a hacer sus compras.

- Mientras mira televisión en su casa, monte una bicicleta de ejercicios o use una máquina de remar. Si no tiene una, haga 10 ejercicios de sentarse/acostarse cada vez que aparezca un comercial. Aumente a 20, 30 y finalmente a 50 en una hora.

● Mientras haga oficios simples en su casa, use pesas en los tobillos y en las muñecas.

● La próxima vez que tenga que llevar a los niños al trabajo, práctica de música o a la liga infantil, no use el auto, camine.

● Si no hay forma de disponer de cincuenta minutos diarios para hacer sus ejercicios, haga algo más sencillo. Encuentre cinco intervalos, de diez minutos cada uno para hacer ejercicios.

● Ponga la alarma de su reloj despertador quince minutos más temprano cada día y salga a caminar hasta algún sitio especial, cercano a su casa.

29 DIGA TORTA DE QUESO

Usted puede escoger una dieta muy estricta, sin comer ningún postre. Pero si ha hecho ejercicios con regularidad, ha comido correctamente cada día y ha visto bajar su peso, puede comer algunos postres siempre y cuando encuentre la forma de no usar ingredientes con mucha grasa y de altas calorías.

El Principio Reemplazando los ingredientes tradicionales de alto contenido calórico en un postre como la torta de queso, por ingredientes con menos cantidad, tanto de grasa como de calorías, se pueden hacer golosinas deliciosas para servir en ocasiones especiales. Por ejemplo, la crema agria puede ser sustituida sin pérdida del sabor. La clara de huevo batida creará una torta de queso más delicada y a la vez más sana, que una que contenga un huevo entero. Use queso crema de bajas calorías, requesón de dieta y yogurt para reemplazar al queso crema regular. Aunque su postre tendrá unas 200 calorías por ración, la típica torta de queso contiene casi 600.

La Acción   Les damos una receta para la torta de queso que esperamos que disfruten haciendo y comiendo. Recuerden, sólo porque es baja en calorías no significa que puede contar esta golosina como una comida. Sírvala a sus amigos y a usted, en pequeñas y sabrosas porciones.

Torta de queso con fresas

spray de aceite vegetal
1/4 taza de galletas de
vainilla molidas
(unas 28 galletitas)
1 recipiente (24 oz.) de
requesón (1% de grasa)
2 recip. (8 oz.) de queso
crema procesado
1 taza de azúcar
2 huevos

4 claras de huevo
1/8 cucharadita de
crema tártara
2-3/4 tazas de fresas
frescas en mitades
cubierta de fresas
(opcional: haga un
puré con dos tazas
de fresas en la licua-
dora y cubra la torta
con él)

Cubra la base de una tortera de base removible de 10 pulgadas con spray de aceite vegetal; échele un poco de galleta molida y póngala a un lado.

Mezcle el requesón y el queso crema hasta que queden suaves. Agregue 3/4 de una taza de azúcar, los dos huevos y mézclelo todo bien. Póngalo a un lado en un recipiente grande.

Bata las 4 claras de huevo (a temperatura ambiente) y la crema tártara con una batidora eléctrica a alta velocidad hasta que estén espumosas. Gradualmente agréguele el resto del azúcar (1/4 de taza), una cucharada cada vez, batiendo hasta que se formen picos firmes.

Con cuidado agregue un cuarto de la mezcla de huevo a la de queso y únala al resto de las claras. Vierta la mezcla en la tortera ya preparada. Cocínelo al horno a 325° F., por 50 minutos. Saque la tortera del horno. Déjela enfriar durante 15 minutos. Cúbrala y colóquela en el refrigerador por ocho horas como mínimo.

Agregue las fresas por encima de la torta. Adórnela luego con el puré de fresas.

30 PARA LAS GENERACIONES POR VENIR

Mucho de lo que somos y de lo que hemos llegado a ser se debe al ambiente y a las personas que nos rodearon cuando éramos niños. Nosotros tenemos la capacidad para cambiar la próxima generación.

El Principio Hemos sido influenciados en gran parte por las personas que nos criaron y el ambiente que nos rodeaba. Algunas de ellas eran buenas y ayudaron a que hoy seamos buenas personas. Algunas pueden ser malas influencias o hábitos que nos causaron una falta de salud emocional o física. Tenemos por lo menos dos opciones para lidiar con esos malos hábitos y dolores. Podemos culpar a los que creamos que son los responsables o podemos perdonarlos y asumir la responsabilidad de cambiar las partes de nuestras vidas, que no son sanas o no nos agradan.

Pero más allá de eso, podemos tener gran influencia en los niños que forman parte de nuestras vidas para que puedan crecer con hábitos más sanos y recuerdos más alegres. Comience desde ahora a enseñarle a sus hijos que la alimentación apropiada y el ejercicio regular son importantes para crecer y llegar a ser adultos sanos.

La Acción Si su problema de peso se debe a los malos hábitos alimenticios, aprendidos de sus padres o a algún problema emocional que no ha resuelto, no deje que la historia se repita. Enséñele a sus hijos buenos hábitos alimenticios desde pequeños y busque la ayuda profesional para que vea cómo puede evitar pasar los problemas de la familia a sus hijos.

Comience a evaluarse contestando a estas preguntas acerca de sus hijos.

● ¿Están sus hijos entre los parámetros normales de altura con respecto a su peso?

● ¿Están sus hijos involucrados en alguna actividad de mucha acción como correr, jugar baloncesto, montar en bicicleta, bailar ballet o trotar cada día, por lo menos una hora?

● ¿Participan sus hijos en las clases de gimnasia en la escuela?

● ¿Participa con sus hijos en actividades físicas como caminar, nadar, trotar o montar en bicicleta?

● ¿Pasan sus hijos menos de dos horas diarias mirando la televisión o leyendo?

- ¿Estimula a sus hijos para que coman frutas frescas, vegetales, pan de grano entero y productos lácteos de bajas calorías?

- ¿Trata regularmente de disuadir a sus hijos de comer perros calientes, hamburguesas, papas fritas y helados?

- ¿Conoce el nivel de colesterol de sus hijos?

- ¿Limita el consumo de chocolate, galletas y dulces de sus hijos?

- ¿Le enseña a sus hijos la importancia de consumir comidas balanceadas y de hacer ejercicios de forma regular?

Si ha contestado que no a alguna de las preguntas, lo más probable es que sus hijos no estén creciendo tan sanos como debieran. Quizás sea hora de ayudarlos a adquirir buenos hábitos alimenticios y a enseñarles a no pasar tanto tiempo tirados en una butaca.

31 UN ASUNTO FAMILIAR

Trabaje junto con su familia para que se ayuden mutuamente a ser más sanos.

El Principio Involucre a toda la familia en su esfuerzo por rebajar de peso, hacer ejercicios y cambiar algunos malos hábitos. Haga que el mantenerse en forma se convierta en un asunto familiar.

La Acción

Tenga una reunión familiar

Comience sus nuevos esfuerzos con una reunión familiar. Discuta el porqué quiere que todos se ayuden para mantenerse más sanos. Hable sobre la pérdida de peso, el aumento de las energías y tener una más alta autoestimación. Pregunte cuáles son las nuevas actividades que su familia quiere aprender en conjunto. Anímense mutuamente a comer alimentos sanos cuando estén separados ya sea en el trabajo o en la escuela.

Fije un horario

Tenga un tiempo disponible, regularmente todas las semanas para ejercitarse juntos, cambiando horarios de comida o de hacer tareas si es necesario. Si la familia no siempre puede hacer ejercicios junta, lo puede hacer por pareja.

Motívense mutuamente

Hasta puede que tengan que ayudarse con los quehaceres domésticos para que todos tengan tiempo para involucrarse en esta actividad. Fije metas, lleve control de su progreso y dé premios cuando se alcanzan dichas metas.

Planes de fin de semana

Haga planes con anterioridad para hacer cosas especiales como paseos en bicicleta o caminar por el campo los fines de semana. Asistan juntos a paseos llevando comidas sanas y de bajas calorías.

La hora de comer

Discuta con la familia qué comidas son sabrosas y cuáles están llenas de grasa o no son sanas. Si no hacen muchas comidas juntos actualmente, haga lo posible por hacerlo más en el futuro. ¡Si tiene una familia unida y creativa prepare un plan para que cada miembro cocine durante la semana!

Documentación

Lleve un diario familiar de sus metas, sus actividades y las ideas que generan. Tome fotos regularmente para documentar estas actividades y mostrar su progreso.

Pida más ayuda

Pídale a Dios que le dé la fuerza y voluntad para sobreponerse a los obstáculos, cambiar los viejos patrones y alcanzar nuevas metas.

32 LA ANFITRIONA CON MENOS

El simple hecho de querer bajar de peso no significa que tenga que renunciar a todas los actividades sociales que giren en torno a la comida. ¡Usted también puede ayudar a sus amigos a bajar de peso!

El Principio La mayor parte del tiempo que pasamos en actividades sociales, tiene que ver con comidas. Podemos divertirnos y establecer relaciones de una manera amena, si nos aseguramos de que lo que comamos, es sano y de bajas calorías. Es más, probablemente dispondremos de más años para disfrutar de nuestra vida social, si tenemos más cuidado en comer correctamente.

La Acción Ofrezca con regularidad pequeñas cenas para sus familiares y amigos. Podrá sentir la tentación de usar los mismos platos que utiliza todos los días, simplemente porque quiere evitar el exceso de calorías. Pero por el contrario, saque su mejor vajilla e invite a sus amigos a comer, ya sea que ellos tengan o no problemas de peso. Esta es una muestra del menú para una cena para cuatro personas.

Ensalada de vegetales con aderezo casero
Pechuga de pollo al horno
Papas asadas con vegetales
Postre de manzanas
Agua mineral con rodajas de limón
Té de hierbas helado

Ensalada de vegetales

1 1/2 repollos de lechuga   1 tomate
1 pepino pelado y cortado   2 zanahorias ralladas
  en rodajas delgaditas   cebollinos

Sírvala con su aderezo casero. (Agregue una parte de leche descremada a tres partes de su aderezo, tipo crema de bajas calorías; esto reduce más aún las calorías por ración.)

Pechugas y papas asadas con vegetales

4 pechugas de pollo   8 zanahorias cortadas
  sin el pellejo   en rueditas
4 papas blancas grandes   1 botella (8 oz.) de
1 repollo de brécol   aderezo italiano de
1 diente de ajo machucado   bajas calorías
2 cucharadas de condi-   1/4 taza de margarina
  mento sin sal   de dieta
1 cebolla

En una cacerola grande ponga 1/4 de pulgada de papas cortadas en rueditas delgadas para cubrir el fondo. Luego ponga zanahorias para formar una segunda capa. Espolvoree un poco de ajo y de condimentos sin sal junto con la cuarta parte del aderezo. Luego ponga las cuatro pechugas sobre los vegetales. Agréguele una cebolla grande cortada en ruedas. Cubra con el brécol cortado en trozos grandes, pero sin el tallo. Viértale el resto de la botella de aderezo. Espolvoree parejo el resto del ajo y más condimento sin sal con la margarina. Cubra y cocine al horno precalentado a 350° F. por una hora. (Los vegetarianos pueden hacer una comida igualmente deliciosa excluyendo el pollo.)

Postre de manzanas caliente

1 frasco de puré de manzanas sin azúcar
1/2 Paquete de granola especial con canela.

Cocine las manzanas al horno a 350° F., hasta que estén hirviendo. Ponga capas de puré de manzanas y de granola en sus copas favoritas. Siga alternando capas hasta llenar las copas. Cuídese de terminar con una capa de granola por arriba.

33 BAILE DE SALÓN

El baile de salón puede elevar las pulsaciones de su corazón, tanto como correr o esquiar.

El Principio Encuestas recientes han demostrado que el baile de salón es uno de los mejores ejercicios. Se pueden quemar hasta 400 calorías en una hora de baile.

La Acción Inscríbase solo o con su cónyuge en una clase de bailes de salón. Además de aprender una nueva actividad social, el baile le ayudará a poner a tono todo su cuerpo. Como parte del aprendizaje conocerá muchos bailes y pasos nuevos. El swing y la polca, son especialmente recomendables para quemar grasa y entonar sus músculos.

Este tipo de ejercicios es también beneficioso, porque es de bajo impacto, así que hay pocos riesgos de lastimarse. Bajo impacto se le llama a un ejercicio que no afecta mucho sus rodillas y tobillos. Tenga cuidado de usar zapatos que sean cómodos, para minimizar el peligro. También le haría bien el hacer algunos ejercicios de estirarse antes de bailar.

Si se siente incómodo al principio, recuerde que todos fueron principiantes una vez. Cuando haya practicado unas veces, comenzará a notar que realmente es un ejercicio aeróbico y su coordinación mejorará. Notará que su balance, postura y gracia han mejorado. El baile también le ayudará a reducir el nivel de estrés y la ansiedad.

Si quiere hacer de esto una ocasión especial cada semana, anótese en una clase junto con algunas amistades que también estén luchando con problemas de peso. Este tipo de actividad provee una buena oportunidad para la recreación y para conocer a gentes nuevas. A lo mejor, mientras pierde algunas pulgadas de su cuerpo, está ganando a un amigo.

34 NO PASE MÁS PENAS

El término «pasar pena» tiene un cierto tono obsesivo para muchas personas, que se sienten condenadas por su falta de control en ciertas áreas de su vida. Muchos sienten pena a causa de su peso. Y ese mismo sentimiento hace que el problema aumente cada vez más.

El Principio Las personas que reciben tratamiento por comer en exceso de forma compulsiva, se relacionan con el concepto de «pasar pena». Hasta que estas personas no logren enfrentarse a la «pena» que ellos sienten, esto le será como una barrera en el camino de la recuperación.

La vergüenza que más frecuentemente sienten las personas comilonas compulsivas, es la sensación de percibir su punto flaco con consideración o pena por su imperfección. El exceso de peso de su cuerpo, llega a ser un recordatorio constante de su complejo de inferioridad y hace completamente imposible que se pueda alcanzar el peso ideal para el cuerpo.

La idealización es el factor fundamental aquí. La gente tiene ideales y metas que utilizan para fijar sus patrones. Pero los que tienen desórdenes de comer compulsivamente, no persiven el ideal como una directiva para sus vidas, mucho menos como una meta. Miran hacia dentro de ellos mismos, para tratar de encontrar la justificación para su punto débil. Cuando los individuos perciben su personalidad real como algo con muy poco valor o importancia, prevalece en ellos el sentimiento de soledad y el temor al abandono. Esa necesidad humana básica de estar junto a o de afiliarse con otros, se ve gravemente amenazada.

Entonces, en un esfuerzo por demostrarle a los demás que se encuentran con control y fuertes, desde el punto de vista racional, la persona con desórdenes de comer en forma compulsiva, tratará de abrir una brecha desde sus subpatrones, intentando proyectar su propio molde o esquema en una imagen que ha sido idealizada. Tratan de mostrarle a los demás que no están necesitados de nada, enojados o infelices. Creen que este comportamiento, cercano a la perfección, les atraerá el amor, la aprobación y la aceptación de quienes siempre han pretendido obtener estos sentimientos.

La Acción Busque la ayuda por medio de personas, grupos o mediante la terapia, a fin de poder superar ese sentimiento de vergüenza o pena que está sintiendo. Si su problema de comer en exceso se debe a un caso de abuso sexual, descuido o a algo de lo cual aún no está consciente, encuentre a un grupo cuyo interés sea el comer compulsivamente en exceso y escriba una proposición estimulante. Aquellos que se encuentran en esta situación, reciben una gran ayuda a través del proceso de mantenerse en contacto con otros, que presentan problemas con las áreas de las que sienten vergüenza, así como la relación con sus familias a fin de ver cómo les afecta su personalidad y cómo se identifican con su problema.

Estas sesiones ayudan a las personas a moverse hacia su libertad, al hacerlos conscientes de las actitudes vergonzosas que han interiorizado, considerándose interiormente y exteriormente. Pueden iniciar a las personas que han sufrido por estos problemas y ayudarlos más que cualquier dieta «novedosa». Este pudiera ser el primer paso hacia una libertad duradera de los excesos en la forma de comer que producen la gordura.

35 CUÁN SECO ESTOY

«Oh no», piensas. «Ahora me van a decir que pare de tomar». Hablo con la experiencia necesaria, para decirle que sí se puede hacer. Con más de 13 años de abstinencia completa le aseguro que se puede dejar la bebida y seguir viviendo; ¡y el peso se le quita de encima!

El Principio Probablemente le hayan dicho que una copa de vino con la comida, ayuda a la digestión. Eso simplemente no es cierto. Al contrario, el alcohol retrasa la digestión. También crea una carga pesada para su hígado y los riñones. Así como el alcohol hace más lentos sus movimientos motores, también hace más lenta su digestión.

La Acción Deje de consumir vino y otras bebidas alcohólicas. El alcohol contiene calorías que le agregarán libras a su problema de peso. Y si ya es adicto a la comida, es más probable que le surja el problema de adicción a la bebida que a otras personas sin adicción.

El alcohol, además de ser una causa mayor para aumentar de peso, puede ser negativo para su salud emocional, física y espiritual. Es el asesino invisible de relaciones y vidas en el mundo actual. Si es adicto al alcohol y está leyendo este libro para bajar de peso, debiera comenzar por buscar el tratamiento para esa adicción hoy mismo. Un programa como el de los Centros Nueva Vida, le ayudará a enfrentarse a ambos problemas de adicción: al de la bebida y al de comer. Llame al teléfono 1-800-227-LIFE si siente cualquier duda de que puede estar sufriendo una adicción ya sea al alcohol, otras drogas, o a comer demasiado.

36 GLORIA MATUTINA

*Sus mañanas no deben parecer
enlutadas. Aquí le enseñamos a
ponerle un poco de picante.*

El Principio ¡El desayuno no tiene que ser aburrido! Hay formas para intercambiar los ingredientes en los alimentos por otros que sean más bajos en calorías, grasa, colesterol y sodio. Puede que esté acostumbrado a comer panecillos dulces con café por la mañana. Aunque un plan ideal para bajar de peso, probablemente excluya cualquier tipo de dulces, es posible que siga disfrutando de esta parte dulce de su dieta, con tal de que aprenda a comerla con moderación y que siempre busque la forma de reducir el contenido calórico. Lo más probable es que usted pueda dejar de comer dulces por un tiempo, como parte de una dieta de moda. Pero nosotros le sugerimos que aprenda a adquirir un hábito para toda la vida, lo cual se logra cambiando los patrones y la manera en que come.

La Acción Un panecillo de cereal contiene de 175 a 200 calorías. Un yogurt bajo en grasa contiene aproximadamente 170 calorías por porción. Déjeme mostrarle una manera de preparar panecillos de canela con menos calorías. Cada uno tendrá unas 141 calorías.

Panecillos de canela

1 taza de leche descremada
3 cucharadas de azúcar
3 cucharadas de margarina (dividida)
1 paquete de levadura seca
1/4 taza de agua tibia (105° a 115° F.)
1 cucharada de leche descremada
1 huevo bien batido
1/2 cucharadita de sal

3-3/4 tazas más 2 cucharadas de harina de pan
spray de aceite vegetal de cocina
1/4 taza más 2 cucharadas de azúcar prieta bien prensada
1/2 cucharadita de extracto de vainilla
2 cucharadas de canela molida

Caliente la leche a fuego mediano en una cacerola pesada hasta que alcance 180 grados F o hasta que se formen burbujitas en la orilla (no la deje hervir). Retírela del fuego.

Agregue el azúcar y una cucharada de margarina, revolviendo hasta que la margarina se derrita. Déjela enfriar un poco (de 105 a 115 grados F.).

Disuelva la levadura en el agua tibia en un recipiente grande. Déjela reposar durante cinco minutos. Añádala a la mezcla con la leche, el huevo y la sal. Mézclelo todo bien.

Gradualmente agréguele las 3 1/2 tazas de harina para formar una masa suave. Extiéndala sobre una superficie enharinada y amásela hasta que quede suave y elástica (unos ocho minutos). Agregue la harina poniendo una cucharada cada vez para no dejar que la masa se pegue a la superficie.

Ponga la masa en una vasija grande que ya haya rociado con el aceite. Cúbrala y déjela crecer en un sitio templado lejos de las corrientes de aire. Espere hasta que el volumen se duplique. Haga bajar la masa. Viértala sobre una superficie ligeramente enharinada. Haga un rectángulo de 20 por 8 pulgadas. Póngale dos cucharadas de margarina derretida por encima.

Rocíe el azúcar prieta y la canela de modo parejo por encima de la masa.

Comenzando por el lado más largo, enrolle la masa bien apretada, pellizcando el borde para sellarlo. No selle las puntas del rollo.

Corte el rollo en 20 ruedas de una pulgada. Póngalas en una cacerola ya rociada con el spray de aceite vegetal. Cúbrala y déjela crecer por otros treinta minutos.

Hornee a 350° F por 22 minutos. Combine el azúcar en polvo, la leche y la vainilla; mézclelos bien. Deje caer esta mezcla sobre los panecillos.

Esta receta da 20 panecillos.

37 QUERIDO DIARIO

Ya que la única persona que puede controlar lo que come, es la que está leyendo ahora estas palabras, ayúdese a mantener esa responsabilidad llevando un diario del camino que siguen sus alimentos y su propio progreso personal.

El Principio Si usted pesa demasiado, lo más probable es que hayan algunas cosas en su vida que están fuera de su control. Una parte importante para poder recobrar el mismo, consiste en descubrir cómo es que llegó a ese punto y cuál es la conexión que existe entre sus sentimientos y sus hábitos de comida. El rechazo juega un papel importante en cualquier hábito malsano en el que esté involucrado. El primer paso consiste en encarar ese rechazo con respecto al comer en demasía o de una manera malsana. Llevar un diario de lo que come y uno de lo que siente, le ayudará a sobreponerse a su rechazo a aceptar la realidad como es y encaminarse hacia la sanidad total.

La Acción Anote diariamente lo que come y lo que siente en un diario. Puede comprar uno o simplemente hacerlo usando un cuaderno de tres hoyos, varias etiquetas, y papel rayado. Póngale a una etiqueta «diario de comida» y a otra «diario personal».

Diario de comida

Diariamente anote todo lo que come. Es posible que se sorprenda al ver cuánto ingiere. La realidad de ver sobre un papel cuánto ha comido le puede ayudar a romper su rechazo y volverse en busca de soluciones que le ayuden a resolver su problema de peso. Pudiera hacerlo de esta forma:

Día	Fecha	Alimentos ingeridos	Cantidad
		Desayuno:	
		Almuerzo:	
		Cena:	
		Entre comidas:	

Diario Personal

Al acostarse, ponga la fecha en su diario y describa su día. Escriba sobre sus altas y bajas, los momentos difíciles que encara o los de triunfo personal. Al principio puede que no le sea fácil ser vulnerable y transparente, ni siquiera consigo mismo. Pero trate de hacerlo lo mejor y más honestamente que pueda.

Revisión semanal

Al final de cada semana revise ambos diarios. (Si es durante los fines de semana cuando más come, trate de hacer su revisión el viernes por la noche, para que le dé más fuerza de voluntad al comienzo de los dos días más difíciles.) Descubrirá mucho sobre sí mismo al repasar las palabras que ha escrito y las comidas que ha ingerido.

Busque en su diario los días en que ha tenido más bajas emocionales, fracasos, o rechazos. De allí pase a su diario de las comidas y vea lo que comió ese día. Si nota que come más chucherías, postres o comidas no sanas en esos días difíciles, habrá logrado el primer paso en darse cuenta de que su gordura puede ser el resultado de sus dolencias emocionales. Puede ser que esté usando la comida para ·premiarse· por darle frente a situaciones tan terribles.

Al final de cada semana, tome su diario de comida y úselo para planear la próxima. Quite las comidas que ve que no le hacen bien y reemplácelas por alimentos con menos calorías. Use un libro de contar calorías como ayuda en este proceso.

Mantenga siempre su diario a mano y revise continuamente sus hábitos de alimentación. A medida que va recordando lo que come, notará que le es valioso escribir en su diario más de una vez al día. Es mejor escribir sus sentimientos en un diario que llenarse con los sentimientos no expresados y además llenar el estómago aún más de comida. Es un proceso donde aprenderá quién es realmente usted.

Si le asusta tratar de encontrar su verdadero yo por usted mismo, busque la ayuda profesional o únase a un grupo que lo ayude a hacerlo.

38 ¿AYUDANTE LA HAMBUR-GUESA?

«Pero no siento deseo de cocinar algo nutritivo esta noche. Creo que haré lo de siempre, ir al sitio de comida rápida. ¡Ah! una hamburguesa, papas fritas y un espeso batido de chocolate. ¿Qué son unas pocas calorías de más?»

El Principio Tal parece que todos tenemos nuestro sitio favorito donde sirven la mejor hamburguesa del mundo. Una hamburguesa con queso sencilla y una ración de papas fritas contienen aproximadamente 745 calorías. Así que su meta en este capítulo es tomar sus comidas favoritas, reducir las calorías y crear una comida que sea deliciosa y lo deje satisfecho.

La carne molida está llena de grasa e ingredientes que le suman calorías innecesarias. Las papas fritas son hechas de un alimento por naturaleza bajo en calorías. Pero al freírlas se vuelven ricas en grasa y se llenan de calorías. ¿Y qué son las papas fritas sin un poco de sal, que le agrega sodio a su sistema el cual le hace retener líquido y catsup, que contiene azúcar para tener aún más calorías? Todo suena delicioso, pero si usted es como la mayoría de las personas, su cuerpo puede sentir las consecuencias.

La Acción Los norteamericanos gastan miles de dólares en productos bajos en calorías, sodio y colesterol. Los productos con menos, cuestan más. Tiene que pagar más cara la mayonesa baja en colesterol, las galletas con menos sodio y el café sin cafeína.

Le recomendamos que ahorre dinero al no comprar estos productos y aprenda las formas de sustituir los ricos en grasa y colesterol con alternativas que serán mejores para usted.

Tomemos una comida sugerida al principio de este capítulo y veamos cómo podemos sustituir algunos de esos ingredientes.

La hamburguesa

Mezcle una libra de pavo molido, un huevo, una cebolla picadita, dos cucharadas de condimento sin sal y una cucharada de polvo de ajo. Haga tortitas. Puede prepararlas a la barbacoa o freírlas en un sartén rociado con spray de aceite vegetal. Si tiene que comerse el pavo con pan, escoja uno que sea alto en fibra y bajo en calorías. En lugar de catsup use aderezo de bajas calorías tipo 1,000 Islas, o salsa. Adorne su hamburguesa con lechuga y tomate.

Las papas fritas

En vez de freír las papas, hornéelas. Corte una papa en trozos. Tenga el horno caliente a 450° F. Engrase ligeramente una bandeja de metal de hornear o una bandeja de vidrio con margarina de dieta. Ponga las papas sin apilarlas una al lado de la otra. Espolvoréelas con el ajo en polvo y el condimento sin sal. Hornee por espacio de 30 ó 40 minutos, volteándolas una o dos veces hasta que estén tostaditas. Estas papas son riquísimas y más sanas que si las hubiese frito. Para darse un gusto especial, moje las papitas en aderezo del tipo «ranch» de bajas calorías en vez de catsup, o espolvoréelas con un poco de sustituto de mantequilla o queso parmesano.

Reemplace el batido de chocolate por té helado de hierbas con limón.

El ingerir comidas más sanas puede ser difícil al principio. Pero mientras más aprenda a sustituir la sal con otras especias, la carne con opciones menos grasas y los refrescos con agua mineral, más peso perderá y se sentirá mejor con respecto a su salud.

39 «NO»TRICIÓN

Había una mujer que tenía una característica; ella comía muchísimo pero no para nutrirse. Para que le ayudara a reparar su corazón llamó a un amigo, quien le proporcionó una nueva forma de realizarse.

El Principio Por lo general, las personas muy pesadas usan la comida para consolarse. Deben dejar esos patrones destructivos y aprender nuevas y sanas maneras de consolarse.

La Acción Como parte de su proceso de recuperarse de ser una persona que come demasiado, debe examinar honestamente su relación con la comida. Fíjese a ver si es sólo un modo de sobrevivir nutricionalmente o si se ha convertido en algo más.

Uno de los aspectos más difíciles del ser humano, es el de tener que enfrentarse a veces a la ruptura de relaciones o de amistades. Este proceso, usualmente ocurre por etapas. En la mayoría de los casos, comenzamos a luchar con una intranquilidad, al saber que algo anda mal con una amistad. Luego buscamos en nosotros mismos, a ver el porqué no nos sentimos bien en nuestro interior, o con nuestra relación con la otra persona. Luego decidimos enfrentarnos a esa persona y el problema que tenemos, y rompemos la relación. Entonces sentimos la pérdida y dejamos que el tiempo cure el dolor.

Si siente que tiene una relación con la comida, en lugar de considerarla sólo como un modo de nutrición, siga algunos de estos pasos para romper con ese amigo llamado Comida. La sola realización de saber que debe enfrentarse a esa verdad, puede comenzar la ardua tarea de la sanidad en su alma y corazón. Enfrentándose a la verdadera realidad y el rompimiento de la barrera de la negación, puede ser la mecha para encender la llama de la esperanza que lleva a la recuperación. Si ha estado buscando la verdad de su problema, puede ser que la esté encontrando en este momento.

Hay gran tranquilidad en la verdad. Muchas personas tienden a culparse demasiado, porque comen demasiado, pensando que son completamente malas, sin que haya nada bueno en ellas. Pero en realidad han sido o siguen siendo heridas y al no confiar en otros, buscan el consuelo en el amigo seguro que no los herirá, la comida. Aquí es donde comenzamos a funcionar mal. Porque la comida sí hiere y herirá al que come demasiado. Y nunca será un buen amigo. La comida no es para relaciones. Es una fuente de nutrición. Eso es todo. Sólo las personas pueden ofrecer relaciones sanas.

He aquí algunos consejos para desarrollar relaciones nuevas y sanas:

● Examine su relación con la comida y desarrolle una perspectiva sana sobre esta sustancia nutritiva.

● Haga un inventario de sus relaciones con los que le rodean. Piense en las personas que conoce en el trabajo, el hogar, la escuela, la iglesia y en organizaciones a las cuales pertenece. Encuentre la forma de hacer más fuertes las relaciones sanas y remendar las que han sido dañadas. Considere ir eliminando las amistades destructivas.

● Mire sus habilidades para tratar con la gente. Considere ver a un consejero para hacer los cambios necesarios que le permitan poder relacionarse mejor.

● Encuentre nuevas relaciones sanas que le apoyen, acepten y amen. Haga lo mismo con usted mismo.

● Dése tiempo y sea paciente. El ir de relaciones malsanas a relaciones sanas es un proceso. Dése ese chance al tomar un día a la vez.

40 REVISE EL TERMOS-TATO

Si lo ha intentado todo, aun el casi morirse de hambre para ver si baja de peso, pero la balanza sigue diciendo lo mismo de siempre... o aún más. ¿Entonces qué hará?

El Principio El no poder bajar de peso, no importa lo que hagamos, se debe a veces a que la glándula tiroides está poco activa. Esta es una especie de termostato que tiene el cuerpo que regula nuestra energía. Las personas con problemas de obesidad, frecuentemente toman pruebas para medir la actividad de la glándula tiroides. Pero también hay muchas personas que se han autodiagnosticado con este problema, para negar que comen demasiado cada y todo el día.

La Acción Cuando se combina el ingerir demasiadas calorías con una glándula tiroides poco activa, pueden surgir otros problemas tales como el estreñimiento y la fatiga, además de la obesidad. Si sospecha que pudiera tener este tipo de problema, consulte a su médico y pídale que le haga unas pruebas de la tiroides. El tratamiento para cuando las tiroides están poco activas, puede permitirle librarse de las dietas donde pasa hambre y además bajar de peso.

Las dietas bajas en carbohidratos, muchas veces trabajan bien en las personas que no responden a las dietas corrientes. Seis comidas pequeñas al día, son más fáciles de digerir y por lo general hacen más fácil bajar de peso o mantenerse equilibrado. Este es un ejemplo de una dieta baja en carbohidratos para un día.

Desayuno

Una porción de frutas frescas
Un huevo o sustituto
Media rebanada delgada de pan de trigo tostada

Merienda

Un vaso de leche descremada
Una taza de café o té (opcional)
(sin azúcar, crema o leche entera)

Almuerzo

Una porción de carne magra, pescado o ave
Una porción de vegetales
Una ensalada pequeña

Merienda

Una porción de fruta
Una taza de té de hierbas

Cena

Una taza de sopa
Una porción de carne magra, pescado o ave
Dos vegetales

Merienda

Coctel de frutas sin endulzar
Una taza de té

Para poder planear mejor una dieta baja en carbohidratos compre una guía de carbohidratos y planifi-
que sus seis pequeñas comidas diarias. Si ha probado
todo tipo de dietas con pocos o ningún resultado, es
tiempo de ponerse en contacto con su médico para
que le haga, entre otras, las pruebas de las tiroides.

41 MODIFICA- CIÓN DE COMPORTA- MIENTO

Las cosas pequeñas son las que cuentan.

El Principio A medida que continúe desarrollando un plan para bajar de peso, es importante que cambie algunos comportamientos y hábitos. Hay cosas sencillas que puede hacer para evitar comer demasiado, tener tentaciones y apartarse de su plan.

La Acción Estas son algunas de las cosas que puede hacer, para mantener su curso y modificar sus patrones alimenticios:

- A la hora de comer ponga su atención en lo que está comiendo y en nada más. Disfrute del sabor y la textura de la comida. Evite mirar la televisión, hablar por teléfono o leer. Ya que sólo debe comer tres veces al día, aproveche ese tiempo.

- Haga de el sitio donde ingiere la mayor parte de sus comidas un lugar especial, ya sea este el comedor o la cocina. Haga confortable este sitio colocando flores, poniendo música suave y usando los mejores platos y cubiertos. Reserve este espacio sólo para las comidas, para que no coma en casa entre comidas. Ya que se encuentra en un sitio donde se siente cómodo, se sentirá alentado por los progresos que está haciendo.

● Coma en un plato más pequeño que el que tenía por costumbre. Entre más grande sea el plato, más le pondrá encima.

● Si no termina todo lo que se sirvió, bótelo o congélelo. Las sobras no congeladas ofrecen una tentación muy grande, para picar entre comidas o por la noche.

● Evite las rutas que lo hacen tropezar y comer demasiado. Si el camino que toma para regresar a casa del trabajo está lleno de heladerías o restaurantes de comida rápida, tome una ruta alterna que sea más «segura» para usted.

● Cuando vaya al mercado, no ponga comidas que le tienten en el carrito. Mejor aún, haga sus compras en una tienda de alimentos naturales para que no tenga tantas tentaciones.

Para que pueda trabajar específicamente en algunas de las pequeñas cosas que lo pueden hacer desviarse de su ruta, le proveemos un espacio para que haga una lista de esas cosas que lo hacen comer demasiado o lo que no debe comer. ¡Trabaje para encontrar maneras de romper las cadenas de viejos hábitos y aprender nuevos comportamientos!

Viejo hábito:_____
Nuevo hábito para evitar este viejo hábito:

_____

_____

Viejo hábito:_____
Nuevo hábito para evitar este viejo hábito:

_____

_____

Viejo hábito:_____
Nuevo hábito para evitar este viejo hábito:

_____

_____

42 FRUTA ANTES DEL MEDIODÍA

Si sigue esta idea con cuidado, ¡puede que comience a perder ese peso que no desea, la primera semana!

El Principio Cuando se come con el estómago vacío, las frutas frescas aceleran la pérdida de peso. Su cuerpo y las vías digestivas trabajan en ciclos, para digerir la comida y eliminarla del sistema. Algunas personas piensan que las frutas y los jugos de frutas engordan. Cuando la fruta es alterada por el calor o es comida incorrectamente con o inmediatamente después de ciertas comidas, puede tener un efecto negativo en su dieta.

Las calorías son enemigas sólo si son parte de comidas muy procesadas o mal combinadas. Por lo general, las calorías como las que encontramos en los alimentos con mucha agua no le aumentarán de peso. Por el contrario, le darán más energías para librarse de ese peso adicional.

La Acción En este método de perder peso, el enfoque no es tanto en contar las calorías, como en combinar las comidas, de una forma que resulte en una digestión de baja energía y de gran eficiencia. Esto está íntimamente ligado al funcionamiento efectivo de los ciclos de su cuerpo. El ciclo de «eliminación» por lo general dura de las 4.00 am al mediodía. Al no comer nada durante este tiempo, el cuerpo tratará de eliminar las calorías. Comer otro tipo de comida durante este ciclo, puede darle libras no deseadas en vez de eliminarlas. Esto se debe en parte al hecho de que las frutas necesitan de muy poca energía para ser digeridas.

En los intestinos es donde todos los nutrientes son absorbidos. Ya que las frutas llegan allí en minutos, en lugar de demorar horas, los nutrientes son absorbidos y utilizados inmediatamente por su cuerpo. Probablemente notará que si sólo come fruta antes del mediodía, tendrá más energías durante el día.

Y aun si no se mantiene todo el día en un programa de comidas bien balanceado, el comer sólo frutas y beber jugos de frutas naturales antes del mediodía, le ayudará a bajar de peso. Si desea tomar café con este plan, debe esperar hasta después del mediodía para hacerlo.

43 ENSALADA PARA LA CENA

Si está acostumbrado a hacer la comida grande por la noche puede ser que la comida lo esté haciendo grande a usted.

El Principio Tenemos la tendencia de hacer la comida más fuerte de noche y luego de un día agitado, descansar. Por lo general, poco después de la cena, nos acostamos a dormir. Esta es la peor hora para absorber un alto número de calorías. La cena debe ser la comida más ligera. El reducir el número de calorías ingerido por la noche, puede ser una gran ayuda en su deseo de bajar de peso.

La Acción La cena debe ser fácil de digerir y baja en calorías. Recomendamos una ensalada. Debe comprar o preparar sus propios aderezos de bajas calorías, como le aconsejamos en el capítulo 27. Y por lo general, no incluya ingredientes de altas calorías como queso y nueces.

Pensará que comer ensaladas todas las noches es aburrido. Pero puede ser muy creativo al prepararlas. Le damos unas sugerencias para encaminarlo.

Ensalada de hortaliza

Mezcle lechuga, zanahoria, apio, tomate, pepino, cebolla, frijolitos orientales y un huevo duro (para proteína) en un recipiente. Échele un poco de ajo en polvo, pimienta y limón para darle sabor. Póngale un poco de aderezo de bajas calorías.

Ensalada de pollo asado

Agréguele a vegetales orientales surtidos y tomate, una pechuga de pollo asado cortada en trocitos. Sirva los ingredientes sobre un lecho de lechuga. Mézclele sus especias favoritas y el aderezo.

Ensalada de atún

Comience con una lata de atún en agua de bajas calorías. Mezcle el atún con lechuga, tomate, apio, cebolla, pepino y aceitunas negras. Para variar, rellene un tomate grande con esta mezcla para servirlo.

Ensalada de camarones

Mezcle lechuga, tomate, pepino, apio y cebollinos, con unos camarones frescos. Únalos bien con sus especias favoritas y aderezo de bajas calorías.

Ensalada de vegetales frescos

Corte brécol fresco, zanahorias, coliflor, tomates y un pedazo pequeño de queso bajo en grasa. Agréguele sus especias favoritas y aderezo de bajas calorías.

Ensalada de espinaca

Mezcle hojas de espinaca fresca con lechuga. Póngale rodajas de naranja, especias y la clara de un huevo duro (las yemas contienen la grasa y las calorías). Viértale por encima un poco de aderezo tipo italiano de bajas calorías o aceite y vinagre.

Ensalada de frutas

Corte fresas en trocitos, rodajas de naranja, piña, melón, manzanas y pasas. Sírvalos sobre lechuga con su yogurt favorito de bajas calorías.

Ya tiene varias maneras de servir la ensalada para la cena. Le hemos provisto de siete recetas: lo suficiente para tener una ensalada diferente cada día de la semana. Haga una lista más abajo, en tarjetas separadas, de tres de sus propias sugerencias de preparar las ensaladas.

44 UNA CONVERSACIÓN DOBLE

Porque Dios es el que en vosotros produce así el querer como el hacer, por su buena voluntad.

Filipenses 2.13

El Principio Una vez que hayamos reconocido ante nosotros mismos que no tenemos fuerza en lidiar con la comida, necesitamos reconocer un poder más grande que nosotros. Aunque los grupos de ayuda y el sistema de amigos nos pueden dar el aliento que necesitamos para perder peso, es sólo a través de Dios nuestro Creador, que los verdaderos cambios pueden ocurrir en nosotros. Y al igual que sólo podemos llegar a conocer a otro ser humano pasando tiempo con él, lo mismo ocurre con nuestra relación con Dios.

La Acción Medite en las Escrituras que Dios nos ha dado. Busque las que sean apropiadas para su dolor y situación. Cuando lea cada pasaje, escriba notas que reflejen sus oraciones a Dios. Hasta puede agregarle una sección al diario que mencionamos en un capítulo anterior. Por ejemplo, una de nuestras citas favoritas del libro de Mateo es:

> Venid a mi todos los que estáis trabajados y cargados, y yo os haré descansar. Llevad mi yugo sobre vosotros, y aprended de mí, que soy manso y humilde de corazón; y hallaréis descanso para vuestras almas; porque mi yugo es fácil, y ligera mi carga.
>
> Mateo 11.28-30

Su respuesta puede ser:

> Dios, tu palabra me trae aliento, pero realmente necesito experimentar la libertad de esta carga que llevo. Necesito el descanso que describes en este pasaje. He llevado esta carga tanto tiempo que necesito tu ayuda para poder volcar mi dolor. Te pido que me ministres, porque me creaste y eres el único que sabes exactamente dónde estoy en mi lucha.

Usando este método, puede tener una conversación recíproca con su Creador: oyendo su palabra y luego dándole su respuesta. Si tiene problemas con sus relaciones íntimas, puede que tenga problemas al pedirle a Dios que venga a su vida de una manera íntima. Pero el permitirle a Dios que lleve su carga, es la llave para librarse de ellas.

Le damos ahora más versículos que le pueden ser de ayuda.

Por lo cual estoy seguro de que ni la muerte, ni la vida, ni ángeles, ni principados, ni potestades, ni lo presente, ni lo por venir, ni lo alto, ni lo profundo, ni ninguna otra cosa creada nos podrá separar del amor de Dios, que es en Cristo Jesús Señor nuestro.

Romanos 8.38-39

No temas, porque yo estoy contigo; no desmayes, porque yo soy tu Dios que te esfuerzo; siempre te ayudaré, siempre te sustentaré con la diestra de mi justicia.

Isaías 41.10

Porque de tal manera amó Dios al mundo, que ha dado a su Hijo unigénito, para que todo aquel que en él cree, no se pierda, más tenga vida eterna. Porque no envió Dios a su Hijo al mundo para condenar al mundo, sino para que el mundo sea salvo por él.

Juan 3.16-17

Fíate de Jehová de todo tu corazón, y no te apoyes en tu propia prudencia. Reconócelo en todos tus caminos, y él enderezará tus veredas.

Proverbios 3.5, 6

Enséñame a hacer tu voluntad, porque tú eres mi Dios; tu buen espíritu me guíe a tierra de rectitud.

Salmo 143.10

Encomienda a Jehová tus obras, y tus pensamientos serán afirmados.

Proverbios 16.3

De cierto, de cierto os digo: El que en mí cree, las obras que yo hago, él las hará también; y aun mayores hará, porque yo voy al Padre. Y todo lo que pidiereis al Padre en mi nombre, lo haré, para que el Padre sea glorificado en el Hijo.

Juan 14.12-13

Porque yo sé los pensamientos que tengo acerca de vosotros, dice Jehová, pensamientos de paz, y no de mal, para daros el fin que esperáis. Entonces me invocaréis, y vendréis y oraréis a mí, y yo os oiré; y me buscaréis y me hallaréis, porque me buscaréis de todo vuestro corazón. Y seré hallado por vosotros, dice Jehová...

Jeremías 29.11-14a

45 LA MESETA

A veces mientras sigue su plan de bajar de peso, después de varias semanas de perder algunas libras consistentemente, puede llegar a un período cuando sus esfuerzos parecen no dar resultados. No se desanime. Algunos lo llaman «la meseta». Puede que sienta que ha tropezado contra una pared.

El Principio A menudo, al pesarse, después de unos dos meses de comer correctamente y de hacer ejercicios con regularidad, verá que hay muy poco o ningún cambio. No interprete esto como un fracaso personal o como una señal de su falta de voluntad y dedicación. Es la señal de algo muy natural que está ocurriendo en su sistema y muy común en personas que están tratando de perder peso.

La Acción En el capítulo 14 titulado «Un metabolismo poderoso» explicamos que a menudo su cuerpo trabajará más lentamente debido a que está recibiendo menos calorías. Como parte de ese capítulo le sugerimos que continuara con un plan regular de ejercicios para ayudar a activar su metabolismo.

La reacción natural con respecto a su consumo de alimentos es de comer menos con la esperanza de seguir bajando. Algunas personas casi se matan de hambre. Si trata de hacer esto, es probable que se sienta tan incómodo e irritable que abandone todos sus buenos hábitos debido a su estado de frustración. Y también es muy probable que aumente de nuevo de peso, tan rápidamente como había bajado.

En lugar de tomar medidas drásticas, lo que debe hacer es continuar con el plan que ha seguido durante las últimas semanas o meses. Su cuerpo volverá a ajustarse y el peso seguirá disminuyendo. No hay mucho que pueda hacer durante estos períodos, excepto seguir comiendo sanamente, hacer ejercicios y tener paciencia.

Para lidiar con su estado emotivo trate de no sentirse culpable o desanimado, porque las cosas van más lentas. Por el contrario, felicítese por todo el progreso que ha logrado hasta ahora. Aunque tropiece con la «pared» tan temprano como la segunda semana de su nuevo plan, enfoque hacia adentro en el proceso que ha comenzado y no hacia afuera hacia la meta. Si ha estado comiendo correctamente y haciendo ejercicios aun por poco tiempo, puede afirmarse al reconocer su nueva energía y el aumento en su autoestimación que se deben a las pocas libras que ya ha perdido.

Un último consejo por ahora. Esconda la pesa por unas semanas mientras sigue con el programa. Durante tiempos como estos puede ser su peor enemigo. Concentre su atención en las victorias que está alcanzando.

46 NO RACIONE EL AGUA

¿Recuerda cuando su madre le decía que tomara mucha agua? Bueno, tenía razón.

El Principio Ya que todos los seres humanos son diferentes, hay personas que retienen más agua que otras. El sentido de pesadez que muchas veces acompaña la retención de agua puede ser una frustración desalentadora, para las personas que están a dieta. Muchas veces esto causa que las personas dejen sus dietas o tomen diuréticos. Estas medicinas pueden causar hábito y la mayoría de ellas, junto con el agua drenan también de su cuerpo las vitaminas y los minerales esenciales.

La Acción Cuando nos sentimos hinchados tendemos a dejar de tomar agua y de comer alimentos con mucho líquido. Muchas personas que no tienen problemas de peso, dicen que se debe a que beben mucha agua todos los días.

Es un hecho bien conocido que si bebemos diariamente mucha agua, esta ayudará a eliminar tóxicos y venenos de nuestro cuerpo. Esa es una de las razones por la que nos mandan a acostarnos y a «beber mucho líquido» cuando estamos enfermos. El agua también ayuda a limpiar nuestros intestinos. Las mujeres por lo general retendrán líquido una vez al mes por una semana o diez días. Le recomendamos el uso de diuréticos naturales durante ese tiempo o cuando crea que está reteniendo líquido. He aquí algunas ideas que le pueden ayudar.

Té helado

El tomar té helado aumentará su consumo de agua y le ayudará a eliminar más líquidos de su sistema.

Agua caliente

Para algunas personas es muy efectivo beber agua caliente con limón para reducir la retención de líquido. Agréguele sabor a su taza de agua caliente con jugo de limón concentrado.

Manzanas

Otra buena idea para tratar el problema de la retención de líquido es comer manzanas grandes peladas.

Consulte con su médico si su problema de retención es severo, de larga duración, o le está causando mucha frustración.

47 UN POCO DE PESAS

Además de hacer ejercicios aeróbicos, involúcrese en un programa suave pero regular de levantar pesas para entonar sus músculos aún más.

El Principio Todo ejercicio tiene algo de estrés, pero el levantar pesas lo aplica a sus músculos de un modo controlado. La mayoría de los ejercicios no son sólo para una parte específica del cuerpo, sino que ayudan a su bienestar general. El levantar pesas correctamente, le ayudará a dedicarse a esa parte específica de su cuerpo que necesita entonar. Por ejemplo, puede trabajar específicamente con sus brazos y espalda a través de ejercicios que hacen fuerte la parte superior de su cuerpo.

La Acción Ya que los ejercicios con pesas no contribuyen a fortalecer el sistema cardiovascular, es importante que también haga los ejercicios aeróbicos que recomendamos en este libro. Estos dos tipos de ejercicios van mano a mano y le ayudarán a perder peso y a entonar aquellas partes específicas de su cuerpo que desea mejorar. Por ejemplo, puede combinar una hora de caminar rápido, con un ejercicio de pesas cuyo enfoque sea la parte superior de sus muslos. Claro que, además de hacer estos dos tipos de ejercicios, debe cuidar sus nuevos hábitos alimenticios.

Es importante que primero vea a su médico y que un especialista con mucha experiencia, sea quien le asesore en el programa más apropiado para sus necesidades y nivel de fuerza. Puede tratar de hacer diferentes ejercicios para no aburrirse. Y a medida que alcance nuevos niveles, su entrenador puede ir cambiando su programa para que siga progresando. La variedad de sus ejercicios dependerá de algunos factores como:

● La frecuencia con que se ejercita

● Su nivel de energía actual

● La cantidad de descanso que ha tenido

● La cantidad de pesas que levanta

● El número de repeticiones que está haciendo

● La duración de sus períodos de descanso

● Su dieta

Averigüe con el instructor de su club de salud local cuál sería el programa que recomienda para usted.

48 TOMARÉ EL CAMINO BAJO

Cada vez que se dirige hacia otra comida hay decisiones que debe hacer. Puede tomar el camino lleno de comidas «altas» en grasas o el camino «bajo» en grasa y colesterol.

El Principio Ciertos alimentos que ingerimos a diario contienen un alto nivel de grasa y colesterol. Estas comidas no sólo contribuyen a nuestro aumento de peso, sino que también pueden causar serios problemas de salud aun a personas que tienen muy poco peso de más.

La Acción En vez de comer alimentos altos en grasa y colesterol, comience a sustituir lo que normalmente come con alternativas sanas. La lista que le damos a continuación enumera algunas de esas sustituciones. Para perder aún más peso aprenda a vivir inclusive sin los sustitutos.

Alimento alto en grasa	Sustituto bajo en grasa
Pastel de manzana	Puré de manzanas con granola encima

Tocino, salchicha	Salchicha de pavo, tocino de pavo
Boloña	Boloña de pollo o pavo
Mantequilla, margarina	Mantequilla de manzana, jaleas sin azúcar
Queso y galletas	Tortas de arroz untadas con mantequilla de manzana
Crema, mitad y mitad	Leche descremada, leche 2%, leche en polvo
Donuts y panecillos dulces	Panecillos con mucha fibra y poca azúcar
Huevos	Claras solamente (las yemas contienen mucha grasa)
Pescado frito	Pescado asado u horneado con limón
Cereales endulzados	Cereales de arroz o de grano completo
Hamburguesas	Hamburguesas de pavo, magras al 95%
Helado	Yogurt helado sin azúcar ni grasa
Macarrones con queso	Pasta con un poco de queso parmesano; sustituto para la mantequilla; condimento sin sal
Puré de papas y salsa	Papa asada con aderezo tipo «ranch» de bajas calorías y cebollinos
Mayonesa, crema agria	Yogurt sin grasa mezclado con un poco de leche cortada; mostaza

49 ORGULLOSO DE MI ASADO

Cuando pensamos en asados, probablemente vengan a nuestra mente una o dos cosas, el pavo del Día de acción de gracias y la comedia de Don Rickles. Aquí presentamos otras ideas que podrá añadir a su repertorio de asados.

El Principio Si usted es como la mayoría de los norteamericanos, la única vez que come algo asado es el pavo de las fiestas y ocasionalmente un asado dominguero. Puede tener muy buenos recuerdos de estas comidas, pero lo más probable es que le haya tomado varias horas prepararlas. Sin embargo, esto no tiene porque ser así.

La verdad es que a una temperatura de 450 a 500° F puede cocinar pescado, cordero, pollos enteros, ajíes, hongos o vegetales mixtos, en menos tiempo que el que toma freírlos. A pesar del intenso calor, el hornear imparte un intenso sabor a la comida.

Uno de los grandes beneficios de hornear los alimentos es que les saca la grasa, como por ejemplo al pollo, pato o pavo. Pero hay que tener cuidado al asar a altas temperaturas que la grasa no salpique las paredes de la cacerola. Una capa gruesa de sal «kosher» en el fondo de la olla o tártara de hornear, recogerá los líquidos y evitará el problema del humo en su cocina. La sal absorberá la grasa que por lo general usa para hacer la salsa. Pero como la salsa contiene mucha grasa, no quiera esos líquidos para nada.

La Acción   Pruebe a hornear algunas de sus comidas favoritas que nunca había preparado así anteriormente. Los vegetales tienen más sabor al ser asados. Combine sus especias favoritas con una mezcla ligera de aceite de oliva, sésamo o maní y áselos hasta que estén a su gusto.

Esta es una guía para mostrarle a qué temperaturas puede asar algunas comidas.

Asar a 500° F
- Pollos enteros
- Pargo
- Tiburón
- Filetes de salmón
- Pez espada
- Atún

Asar a 450° F
- Espárragos
- Berenjena
- Habichuelas verdes
- Chuletas de cordero
- Ajo puerro
- Hongos
- Ajíes
- Papas
- Cebollinos

50 TAN CLARO COMO EL AGUA

Tal vez piense que tener una espalda mala o tobillos débiles le exime de hacer ejercicios como trotar. No es así. Nadar le proporciona la forma para cambiar su «saltar afuera» por «saltar hacia adentro» de la piscina.

El Principio La natación es un gran ejercicio aeróbico que al ser practicado con regularidad puede traerle grandes beneficios. Le ayudará a fortalecer el corazón y los pulmones, sin que sus músculos, tendones y huesos sufran por el alto impacto que acompaña a deportes como trotar o un vigoroso juego de baloncesto. La natación le ayudará a desarrollar los brazos, el pecho, los hombros y las piernas, para ofrecerle un ejercicio bien balanceado que desarrolla un cuerpo mejor proporcionado.

La Acción Probablemente esté siguiendo un programa de caminar o trotar. La natación puede ser una gran adición a su rutina haga o no otros ejercicios. Si no es un nadador experimentado, quizás quiera pedirle a un instructor que le enseñe los movimientos, técnicas de respiración y programas de ejercicios que puedan ayudarlo a obtener un progreso mayor. Si no tiene acceso a una piscina, pregunte en el YMCA, centro comunitario o club de salud, a ver si tienen o saben de una piscina de uso público en su área. Como ya lo hemos indicado en este libro, consígase un amigo con quien nadar. Esto lo ayudará a mantenerse fiel y aumentará el tiempo que pasa con este nuevo o viejo amigo.

Comience su nuevo programa nadando unas pocas vueltas a la piscina cada día. A medida que mejore su resistencia, aumente el número de vueltas. Le damos algunas sugerencias para este programa de natación.

Estirarse en el agua

Antes de comenzar a nadar haga ejercicios para estirarse dentro y fuera del agua. Una vez dentro, agárrese a la orilla de la piscina estirando los músculos. Esto le ayudará a relajarse mientras nada y aminora la probabilidad de sufrir calambres.

Ballet acuático

Algunos clubes de natación o salud ofrecen clases de ballet acuático para las personas que desean divertirse mientras se ejercitan nadando. Únase a una de estas clases con un amigo. Entre clase y clase desarrolle sus propias rutinas.

Nade en el océano

Si tiene la suerte de vivir cerca del océano, trate de nadar paralelo a la costa, un poco más allá de donde rompen las olas. Para esto debe ser un nadador experimentado y conocer los peligros de las mareas y otras corrientes peligrosas. De otra manera, no lo intente.

Use una máscara de bucear

Ya sea que nade en una piscina o en el mar, quizás quiera usar una máscara para bucear. El mar le permitirá ver la vida marina que hay en el fondo. La piscina le puede ayudar si tiene problemas con el cuello o si se le hace difícil nadar sin que le falte la respiración. Dentro de poco tiempo, las personas a su alrededor comenzarán a usarlas también.

Caminar en el sitio

Otro buen ejercicio aeróbico consiste en caminar en el agua. Póngase una meta de tiempo para caminar en un sitio determinado. Alterne sus movimientos en el siguiente orden, cada cierto tiempo:

● Mover los brazos y las piernas

● Use sólo las piernas y deje los brazos bajos

● Mueva sólo los brazos, las piernas descansando en el agua

Podría comprar un reloj económico a prueba de agua o ejercitar donde pueda ver un reloj, para poder medir el tiempo de cada movimiento. Compita con otros a ver quién lo hace por más tiempo.

Música para nadar

Si le gusta la música, hay productos en el mercado como radios a prueba de agua, que le permiten oír música mientras camina en el mismo sitio dentro del agua. O si no molesta a otros, traiga un radio portátil a la piscina y baile en el agua.

Como puede ver, hay más de una manera de «nadar en una piscina».

51 AYUDA

El eslabón más débil es el hueco: parece fuerte por fuera pero está vacío por dentro. El vacío sólo puede ser alterado después que se ha descubierto que hay un hueco y se comienzan a llenar los espacios necesarios.

El Principio Parte del desafío que le hemos presentado ha sido enfrentarle a sus comportamientos y actitudes y no sólo a sus patrones de comida. Miles de hombres y mujeres no van a conseguir las respuestas con simples dietas, ya que sufren de una forma de *bulimia* sin siquiera saberlo.

El público ve la *bulimia* como un comportamiento en el cual la persona se harta de comida y luego la devuelve o la elimina con el uso de laxantes. Pero una persona bulímica puede ser una que come y luego inmediatamente se duerme. O una que trata de eliminar la comida haciendo demasiados ejercicios. Algunos bulímicos comen mucho y luego no comen nada por un tiempo para tratar de compensar lo que comieron antes. Presentan un enorme temor a aumentar de peso; a veces llegan al borde del pánico.

La Acción Si sospecha que está luchando con el problema de la *bulimia*, es importante buscar ayuda para poder ganar la batalla. Suponga que después de meses haciendo dieta y ejercicios sin resultados, descubre que tiene un problema de tiroides. Y que una vez bajo tratamiento, logra que la dieta y los ejercicios especiales, lo mejoren hasta el punto de lograr que se recobre totalmente.

La *bulimia* presenta una situación similar en el sentido de que el problema no es la comida. La *bulimia* es el resultado de problemas profundos que quizás no conozca. Una persona bulímica no está loca. Por el contrario, necesita cuidados especializados para resolver los problemas y reducirlos de una vez por todas.

Si usted, o un conocido, tiene algún comportamiento o síntoma de los que hemos mencionado, necesitará de la ayuda especializada para poder recobrarse. Esa puede ser la llave de la libertad para el resto de su vida o la de su conocido. Una vez que termine el tratamiento puede usar las 52 formas que le presentamos en este libro, para mantener un plan sano de dieta y ejercicios.

Ya que me estoy recobrando de la *bulimia*, puedo hablar a mujeres, hombres, niños y a sus seres queridos, que están luchando con estos problemas en sus propias vidas. Si tiene preguntas sobre un problema propio de comida, o se preocupa por algún ser querido, por favor llámeme para una conversación confidencial. Mi número es 1-800-227-LIFE.

Mary E. Ehemann

52 ¿QUÉ SABE USTED?

Esperamos que las ideas que les hemos dado les serán útiles. Ahora les toca a ustedes escribir unas cuantas de las suyas.

El Principio Esperamos que muchas de las cincuenta y una ideas que les hemos presentado, le puedan ayudar a perder el peso que desea. Les hemos presentado muchas ideas, en diferentes formatos. Pero a medida que iba leyendo estas páginas, quizás haya pensado en algunas ideas que en el pasado le ayudaron a bajar de peso. En este capítulo lo alentamos a que anote esas ideas, para que todos sus planes para perder peso —los que le hemos presentado y los que usted pudiera haber desarrollado— estén anotados en el mismo lugar, de forma práctica.

La Acción En los espacios que siguen, anote algunas de las formas en que ha logrado bajar de peso en el pasado. Si tiene un método que quiere compartir con nosotros, por favor envíelo a la dirección que aparece en la página final del libro. ¡Ambos

esperamos sinceramente que estas ideas lo hayan
alentado en su meta de perder peso y le deseamos
lo mejor al convertirse en una persona más sana!

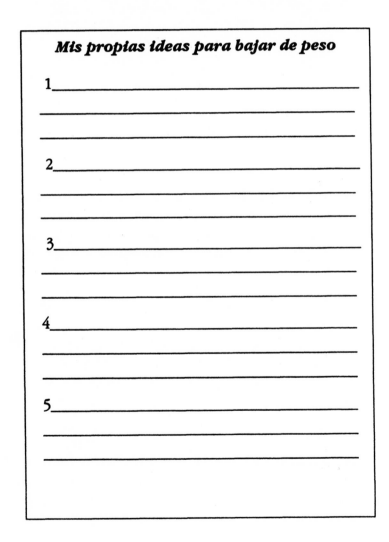

Mis propias ideas para bajar de peso

1_____

_____

_____

2_____

_____

_____

3_____

_____

_____

4_____

_____

_____

5_____

_____

_____

Envíe sus propias ideas para adelgazar a la
siguiente dirección:

Ways to Lose Weight
c/o Carl Dreizler
P.O. Box 4788
Laguna Beach, CA 92652
EE.UU. de N. América

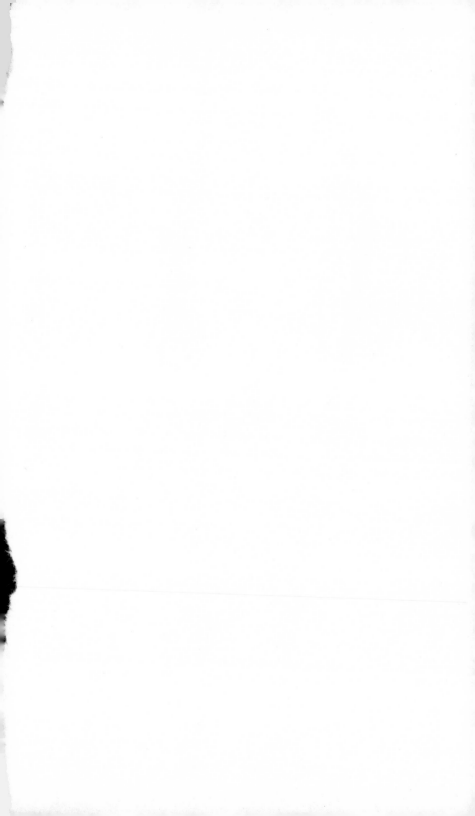

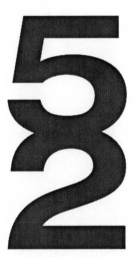

52
MANERAS
DE PERDER
PESO